OUVRAGES DU MÊME AUTEUR

Le Vinaigre « saveurs et vertus », Éditions Grancher, avril 2006.
Le Thé pour votre santé, Éditions Dangles, 2005.
Le Soja pour votre santé, Éditions Dangles, parution en 2006.
L'aromathérapie, collection « petit guide », Éditions Aedis, 2004.
Les Bienfaits du vinaigre, collection « petit guide », Éditions Aedis, 2005.
La Cuisine de la Rome Antique, collection « histoire et cuisine bonheur », Éditions Aedis, 2005.

ISSN : 0180-8818
ISBN : 978-2-7033-0642-9

Une marque du groupe éditorial PIKTOS

Z.I. de Bogues - rue Gutenberg - 31750 Escalquens

www.piktos.fr

L'Aloe vera pour votre santé

Un ouvrage publié sous la direction de Jean-Luc Darrigol

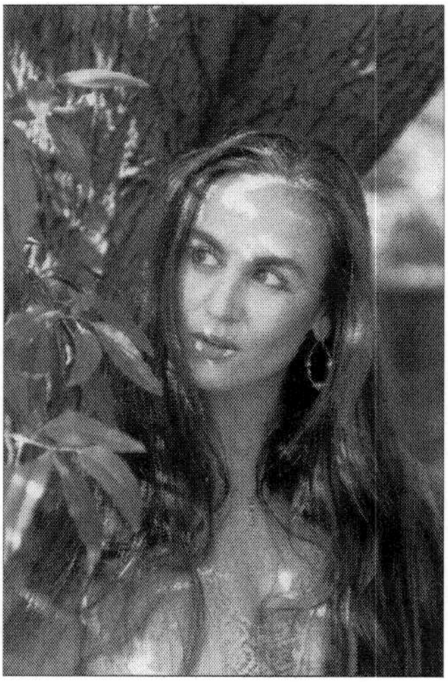

L'AUTEUR :

Martina KRČMÁR, est écrivain, auteur de *Le Thé pour votre santé* aux éditions Dangles, *L'Aromathérapie et la « Cuisine de la Rome antique »* aux éditions Aedis ainsi que *Le Vinaigre « saveurs et vertus »* aux éditions Grancher (à paraître). Elle se passionne pour la nature et pour le formidable potentiel de ressources qu'elle nous offre pour notre santé. Elle étudie les plantes et l'étroite relation que l'homme entretient avec les végétaux depuis toujours et surtout la manière dont il en a fait usage, à travers toutes les civilisations anciennes, des temps les plus reculés jusqu'à nos jours.

Pour tout renseignement, vous pouvez contacter l'auteur à :

viveznature@hotmail.fr

Martina KRČMÁR

L'Aloe vera pour votre santé

Dangles
DEPUIS 1926
EDITIONS

« C'est une triste chose de songer que la nature parle
et que le genre humain n'écoute pas. »

Victor Hugo

À Michel,

qui m'a accompagnée tout au long
de cet ouvrage,

Merci de ton aide
et de ta présence…

Tu es un jardin fermé ma sœur, ma fiancée ;

il y a sous ta langue du lait et du miel.

Et l'odeur de tes vêtements est comme l'odeur du Liban.

Tu es un jardin fleuri, une source parfumée, une fontaine scellée.

Tes eaux alimentent un jardin de délices fleuri de roses,

où poussent les arbres aux fruits d'or et de pourpre, les manguiers

et les grenadiers aux fruits délicieux, les troènes avec le nard

et le safran, le roseau aromatique et le cinnamome,

et tous les arbres qui donnent l'encens, la myrrhe et l'aloès…

Extrait du livre sacré, le *Cantique des cantiques*

Introduction

« Le lys du désert »

Véritable cadeau de la nature !

La nature recèle de véritables merveilles, susceptibles de soigner de nombreux maux…

L'aloe vera, surnommé le lys du désert, est l'une de ces merveilles !

Reconnu et apprécié depuis des millénaires par toutes les civilisations du monde entier comme « plante de la peau et du système digestif » pour ses bienfaits, l'aloès et plus particulièrement l'aloe vera semble aujourd'hui retrouver ses lettres de noblesse.

Nous assistons en effet à une progression stupéfiante de sa culture et à une reconnaissance de ses propriétés thérapeutiques en matière de médecine et surtout en dermatologie.

Mais bien plus encore, la cosmétologie et tous les produits d'hygiène et de beauté, lui rendent hommage à tout moment en ne cessant de vanter ses prodigieuses qualités de jouvence.

Sommes-nous en train d'assister à un simple phénomène de mode ou bien cela correspond-il à de réelles propriétés reconnues et certifiées ?

Je vous invite à le découvrir ensemble en parcourant ce livre.

Au fil des pages, cette plante à l'étrange et mystérieuse beauté, va nous révéler son histoire, ses légendes, sa relation à l'homme et nous permettre de découvrir et de partager les fabuleuses richesses qu'elle contient.

Cette plante grasse fut à travers l'histoire et durant des siècles employée essentiellement comme traitement interne et externe des maladies de peau et du système digestif.

Véritable bénédiction universelle au fil du temps, elle a largement sa place aujourd'hui dans notre vie quotidienne.

En Occident, l'aloès fut longtemps employé uniquement pour ses vertus purgatives ou stomachiques ; il semble que ses autres propriétés, méconnues alors surtout en Occident et dans les régions où l'aloès ne poussait pas naturellement, furent découvertes il n'y a que quelques années seulement.

En Orient, par contre, et notamment en Chine, ses propriétés n'étaient pas un mystère pour les médecins qui le connaissaient bien et l'utilisaient fréquemment dans la plupart de leurs thérapies.

C'est son efficacité reconnue pour traiter les problèmes de peau et son utilisation grandissante en dermatologie qui lui ont fait sa réputation.

L'aloès ou l'aloe vera fait partie à l'heure actuelle des meilleurs hydratants naturels de la peau sur le marché.

Le jus confectionné à partir de la pulpe fraîche d'aloe vera est l'un des meilleurs compléments alimentaires à la portée de toute la famille sans exception, consommable à tout moment et par tous.

Il n'y a pas d'aliment aussi complet que l'aloe vera qui ressemble à de l'eau !

Excellent stimulant du système immunitaire, il renforce et stimule toutes les défenses de l'organisme !

De nombreuses études scientifiques réalisées ces dernières années nous ont prouvé que nos habitudes alimentaires étaient en grande partie responsables de notre état de santé.

Nous avons en effet la possibilité de nous prémunir contre certaines maladies, d'améliorer notre état de santé et de préserver notre capital génétique grâce aux aliments que nous consommons et à la manière dont nous les consommons !

J'ai écrit cet ouvrage pour vous faire découvrir et vous aider à mieux comprendre ce qu'est exactement l'aloe vera et les bienfaits qu'il peut vous apporter.

En vous faisant partager mon enthousiasme pour ce végétal, j'espère que je vous aurai donné envie de lui faire une petite place dans votre maison afin qu'il contribue à l'amélioration de votre vie et de votre bien-être…

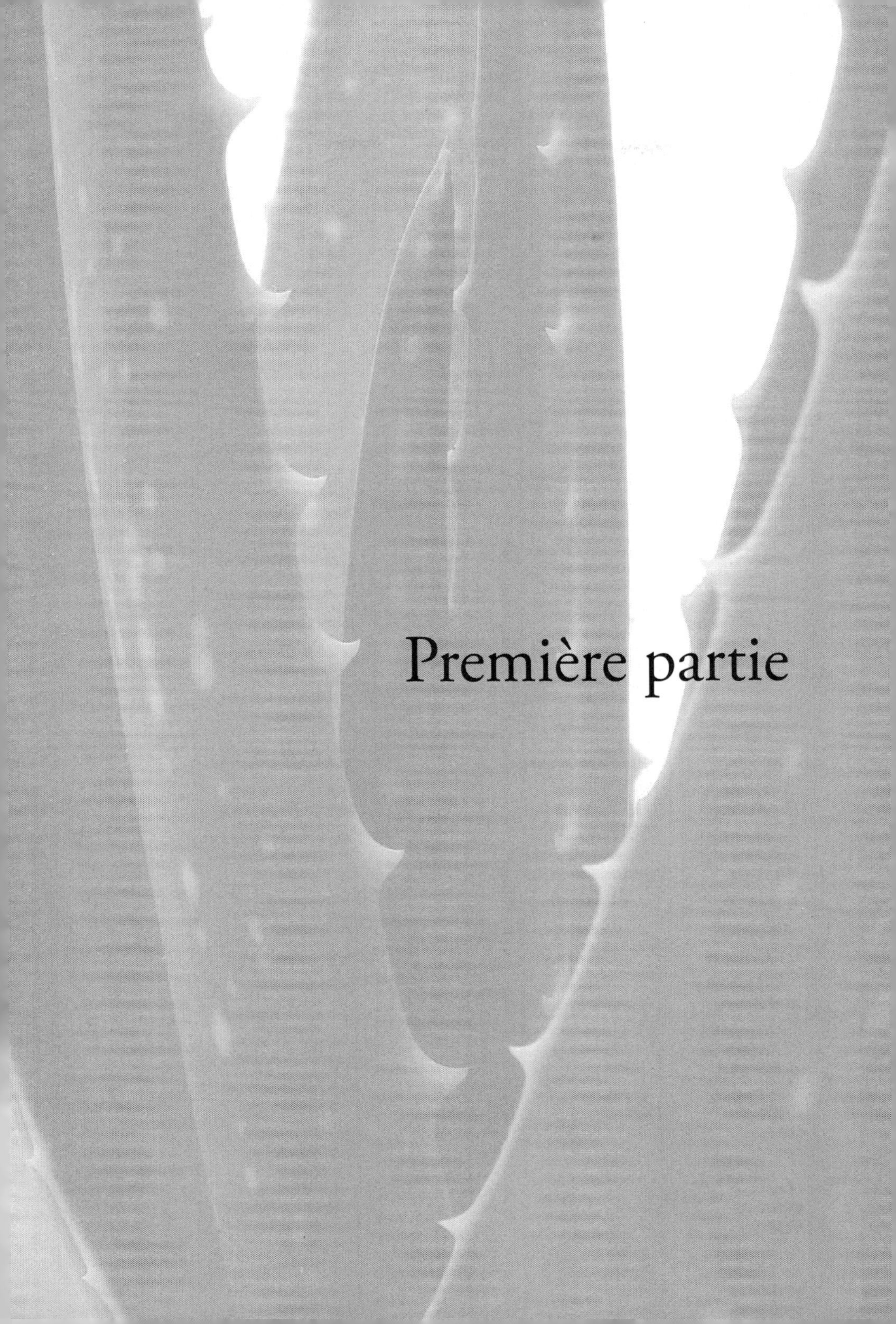

Première partie

Une plante de légende...
Au fil de l'histoire...

« La plante divine »

Une plante de légende...

À l'image d'un dieu pour de nombreux peuples de l'Antiquité, l'aloe vera symbolisait « l'immortalité, la beauté, la santé et la régénérescence ».

L'aloe vera a apporté tant de bienfaits aux hommes qui ont eu la chance de le connaître au cours de l'histoire, qu'ils en ont fait une « plante mythique » !

On raconte que la célèbre reine d'Égypte, **Cléopâtre**, avait pour habitude de se baigner dans un bain réalisé à partir de jus d'aloès. Elle utilisait à ce que l'on raconte, le jus de la plante pour tous ses précieux soins de beauté. C'était son « élixir de jeunesse ».

Alexandre le Grand lui-même, connaissait bien et utilisait l'aloès, notamment pour soigner et vitaliser ses hommes d'armes. On raconte qu'il aurait envahit une île au large du continent africain, île de Socotra, à seule fin de s'approprier les aloès qui y poussaient en grande quantité.

Plante magique

Les Égyptiens sous l'Antiquité, eux, étaient convaincus que l'aloès possédait le pouvoir de faciliter le passage des défunts dans l'autre monde. Ainsi ils disposaient des aloès ou des feuilles d'aloès dans les tombeaux de leurs pharaons défunts afin que cet important voyage se déroule le mieux possible pour eux.

Au Mexique et en Amérique du Sud, l'aloe vera a toujours été considéré comme apportant le bonheur à qui le possédait.

Ainsi posséder un aloe vera chez soi était et est toujours censé apporter joie et félicité.

Encore de nos jours, il est de coutume d'offrir un aloès aux jeunes gens qui vont se marier, gage de longue vie et de bonheur pour le couple.

Chez certains peuples du Moyen-Orient, durant l'Antiquité et encore aujourd'hui, on avait coutume d'accrocher un aloès au-dessus de l'entrée principale des habitations.

La plante était censée éloigner les esprits malfaisants qui auraient voulu passer le seuil de la porte, mais également elle avait la propriété « de purifier » la demeure et d'apporter le bonheur et la prospérité dans les familles.

Dans le très célèbre ouvrage érotique originaire de l'Inde, le Kama Sutra, l'aloès est cité et loué à de nombreuses reprises pour ses vertus réputées aphrodisiaques.

De la légende à l'histoire, il n'y a qu'un pas…

Au fil de l'histoire…

■ « Plante d'usage universel par excellence… »

Il semble que l'homme ait depuis toujours utilisé l'aloès des temps les plus reculés jusqu'à nos jours.

On retrouve même en effet des témoignages de son utilisation jusqu'à 5 000 ans en arrière.

Toutes les civilisations de la planète, à des époques différentes, semblent avoir découvert l'utilité de ses propriétés et pour tous sans exception, à l'unanimité, cette plante symbolisait « la beauté, la santé et le mieux-être » !

Chez les Égyptiens, elle était le symbole de « l'immortalité », l'élixir de jouvence au temps de la Haute-Égypte !

Ils l'utilisaient régulièrement pour des soins de peau concernant tout à la fois la beauté et la santé et également pour soulager et soigner le système digestif.

Il en est fréquemment fait mention dans de nombreux papyrus traitant des méthodes de guérison et des remèdes utilisés par les Égyptiens.

L'un d'eux, le célèbre papyrus égyptien Ebers que l'on a découvert ces dernières années, mentionne l'aloe vera dans ses traités de médecine.

Également connue et utilisée en...

En Mésopotamie, chez les Sumériens, où il a été retrouvé des tablettes d'argile sur lesquelles avaient été gravés des textes mentionnant l'usage thérapeutique de la plante et cela 5 000 ans avant Jésus-Christ.

Chez les Grecs, où la plante était surtout utilisée pour soigner et soulager les problèmes de peau et les irritations.

Hippocrate ainsi qu'Aristote en parlent longuement dans leurs traités médicaux, donnant une description détaillée de ses propriétés curatives et bienfaisantes pour l'homme, surtout en dermatologie et en ce qui concerne tout le système digestif.

Chez les Romains, l'écrivain et poète latin Pline l'Ancien, en vante les vertus exceptionnelles dans son ouvrage intitulé *Histoire naturelle*.

Au Moyen-Orient, où l'on retrouve des traces de sa commercialisation dès le VIe siècle avant Jésus-Christ.

Chez les Mayas et les Incas, l'aloès était considéré et vénéré en tant que divinité descendue du ciel, une « plante sacrée ».

Il le reste encore de nos jours dans ces pays où la « tradition » liée à l'utilisation de l'aloès a perduré, à travers les âges.

Sans oublier…

Chez les Hindous, pour qui l'aloès était aussi une « plante sacrée » largement utilisée dans la médecine ayurvédique, pour ses propriétés qui, dit-on, permettent de rétablir et de maintenir un bon équilibre de toutes les fonctions de l'organisme entre elles.

La plante est d'ailleurs citée à plusieurs reprises dans les textes sacrés de l'hindouisme.

Chez les Chinois, elle faisait déjà largement partie de leur pharmacopée 4000 ans avant Jésus-Christ.

Ils l'avaient surnommée la « plante de l'harmonie » en vertu de son action rééquilibrante sur tout le corps.

En Europe, et surtout en Europe de l'Est et du Nord, elle fut connue plus tardivement, cela est dû essentiellement au climat qui n'était pas favorable, par conséquent l'aloès ne pouvait ni y pousser à l'état sauvage, ni y être cultivé, du moins au début.

Comme nous pouvons le constater dans chaque partie du monde où il a été possible de trouver la plante à l'état sauvage, les hommes de ces régions furent très vite confrontés à ses étonnantes vertus et comprirent rapidement comment les utiliser dans leur vie quotidienne.

Et même en parcourant... la Bible, nous retrouvons sa trace. Il est en effet cité à plusieurs reprises dans certains passages de la Bible.

Sans oublier le non moins célèbre *Cantique des cantiques*, dont le texte présenté en début d'ouvrage en est justement l'un des extraits où il est fait mention de l'aloès.

Mais également, dans le nouveau testament et plus particulièrement dans l'Évangile selon saint Jean.

De nos jours, l'aloe vera n'a pu vraiment être commercialisé officiellement que dans les années soixante, et cela grâce à un pharmacien, du nom de Bill C. Coats, convaincu de ses nombreuses vertus exceptionnelles. Il étudia sérieusement durant plusieurs années un procédé qui permettrait de conserver intactes toutes les propriétés de la plante. Il finit par obtenir satisfaction et mit au point une technique de conservation garantissant une parfaite viabilité de toutes les propriétés contenues dans le végétal.

La découverte de son procédé fut vraiment révolutionnaire, car elle permit de stabiliser la pulpe fraîche de l'aloe vera. Ainsi toutes les fabuleuses propriétés de la plante seront gardées intactes même après de longs mois de conservation.

Ainsi toutes les régions du monde qui ne présentaient pas les conditions climatiques requises au développement naturel de l'aloès, pouvaient enfin découvrir et profiter à leur tour de ses extraordinaires bienfaits qui leur étaient jusque-là inaccessibles.

Si j'étais une plante...
l'aloe vera

« Aloe vera, dis-moi qui tu es... »

« Plante tropicale » avant tout, l'aloès est une plante grasse épineuse, une « succulente », souvent nommée à tort cactus, en effet même si elle ressemble plus ou moins à un cactus, elle n'en est pas un !

L'aloès fait donc partie de cette catégorie de plantes qui possèdent des feuilles « succulentes », du latin *succus* signifiant jus ou suc. Ce type de feuilles, généralement épaisses et charnues, présente la grande particularité de pouvoir stocker une très importante quantité d'eau.

Ce qui explique que la plante peut vivre très longtemps en milieu désertique sans une seule goutte d'eau !

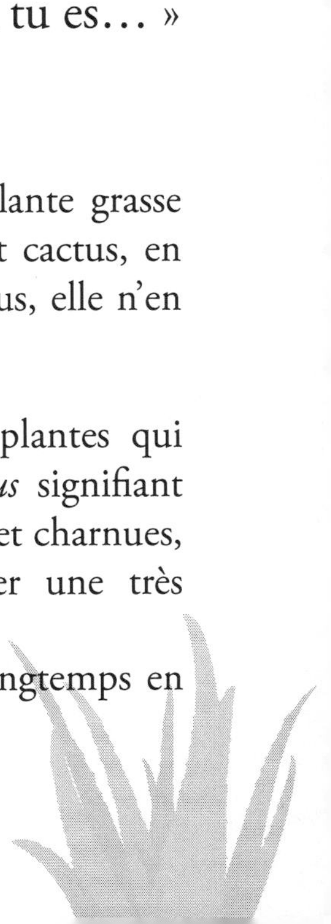

L'aloès ou aloe vera appartient à la famille des *liliacées* ou plantes d'ail, qu'elle partage avec le lys, la tulipe, l'asperge ou l'oignon et naturellement l'ail !

Le saviez-vous ?

Aloe vient du grec **aloê**.
En chinois, il se dit **alo-hei**.

L'aloe vera, « aloès vrai » en latin, appartient à la variété ***Barbadensis Miller***.

On le trouve également sous la dénomination de **aloe vulgaris** ou **aloe vera linne**.

L'aloe vera est aussi ***une plante à fleurs et à fruits***.

Lorsqu'il se trouve dans de bonnes conditions de pousse, l'aloe vera fleurit. Il produit exclusivement des fleurs jaunes sous la forme de petites clochettes qui poussent le long d'une tige, formant ainsi de longues hampes agrémentées de clochettes jaunes.

Les fruits, eux, se présentent sous la forme de petites capsules.

À savoir !

Si les fleurs ne sont pas jaunes, **c'est que vous avez affaire à un autre aloès que l'aloe vera**.

L'aloe vera possède de longues feuilles, du moins dans leur taille adulte, à l'extrémité pointue, feuilles épaisses et charnues agrémentées de piquants latéraux acérés, plus ou moins grands selon que l'on a affaire à une feuille de taille adulte ou non.

On rapporte que sous l'Antiquité chinoise, les empereurs qui vénéraient la plante, pensaient même que ses épines pour leur dureté et leur résistance ne pouvaient être que les ongles sacrés appartenant à quelques divinités.

Elle peut atteindre une hauteur de 80 cm voire plus d'un mètre dans un biotope idéal.

Sa couleur varie du vert plutôt clair à un vert sombre et quelques petites tâches blanchâtres peuvent parsemer la surface des feuilles adultes.

Sachez que, tout au long de cet ouvrage, il est mentionné tout à la fois le nom d'aloès et d'aloe vera pour désigner en fait la même plante.

Il est fréquent que l'on emploie le nom du genre pour désigner en fait la plante, tant l'on est sûr de parler de l'aloe vera, car c'est celui que l'on trouve majoritairement sur le marché. S'il s'agit d'un autre aloès, il sera désigné par son nom.

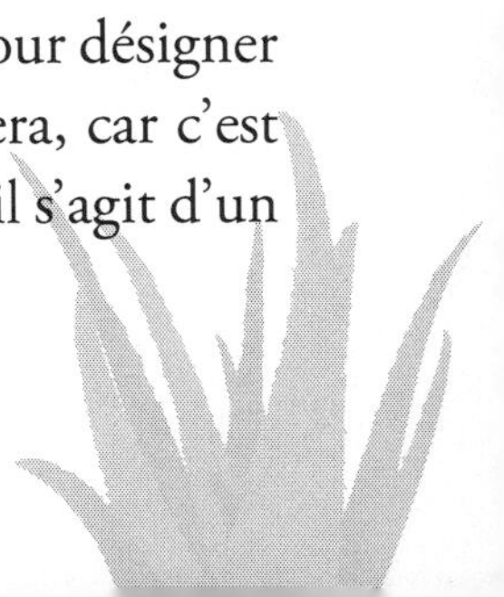

Les différentes variétés d'aloès

Il n'existe pas moins de **350** à **400** espèces différentes d'aloès dans le monde, mais elles ne possèdent pas toutes les mêmes vertus médicinales, certaines même n'en possèdent aucune.

L'**aloe vera** est non seulement la plus connue et la plus utilisée dans le monde aujourd'hui mais également celle qui a fait l'objet des recherches scientifiques les plus poussées, qui bénéficie d'un contrôle de qualité certifié officiel et qui possède et partage avec quelques autres seulement le plus grand nombre de propriétés médicinales.

Ce sont justement de ces quelques autres dont il est question ci-après.

À savoir !

Certains aloe vera sont très petits et ne mesurent que **quelques centimètres** de hauteur, alors que d'autres peuvent atteindre jusqu'à **10 mètres** de haut !

Les **tailles**, les **couleurs** et surtout les **couleurs des fleurs** varient selon que l'on a affaire à :

L'**aloe vera barbadensis**, celui qui nous occupe dans ce livre,

Ou à...

L'**aloe cinensis**, utilisé essentiellement par les Asiatiques depuis toujours dans la médecine chinoise.

Ou à...

L'**aloe alborenscens**, utilisé majoritairement en Russie et dans les pays d'Europe de l'Est. Il fait l'objet de nombreuses recherches, depuis des années de la part des scientifiques russes.

Ou à...

L'**aloe ferox**, qui doit son nom à ses piquants (« piquants féroces ») beaucoup plus acérés que ceux des autres aloès, il a également fait l'objet de nombreuses études scientifiques et est tout comme l'**aloe saponara**, en grande majorité utilisé par les Asiatiques et surtout les Japonais.

On le trouve fréquemment dans le commerce au côté de l'aloe vera. Ses propriétés curatives sont aussi très efficaces et ses domaines d'application sont identiques à ceux de l'aloe vera.

De toute manière, vous devez savoir que ces quatre espèces d'aloès font partie de celles qui possèdent toutes à peu près les mêmes propriétés que l'aloe vera.

L'**aloe ferox** contient même un peu plus de polysaccharides que l'aloe vera et son usage donne de bons résultats surtout dans les traitements contre l'obésité ou pour améliorer le système digestif ou le transit intestinal.

L'**aloe succotrina** fut par contre très utilisée par le passé pour ses vertus médicinales puis oubliée au profit d'autres comme l'aloe vera.

Ces aloès ne proviennent pas tous des mêmes régions, mais ce sont tous des plantes tropicales qui craignent le froid, l'humidité et les régions trop au nord.

L'aloès est avant tout une plante de soleil et de chaleur !

D'où provient l'aloe vera ?

À l'origine, l'aloès est une plante qui poussait à l'état sauvage, mais avec la redécouverte grandissante de ses propriétés médicinales, l'homme s'est trouvé devant le fait de devoir le cultiver à grande échelle pour faire face à la demande devenue de plus en plus importante à travers le monde.

À l'état naturel

On trouve l'aloe vera dans les régions tropicales ou subtropicales, partout où il y a des terrains sablonneux et calcaires, et où le climat est chaud et sec.

On en trouve souvent dans le Sud de la France, qui pousse sauvagement au bord des routes ou dans les terrains rocailleux.

Il pousse dans tous les pays du bassin méditerranéen, comme la Grèce ou le Sud de l'Italie mais aussi l'Espagne où d'ailleurs on le cultive en grande quantité pour certains laboratoires européens.

■ En culture

Planté de manière industrielle sur des surfaces souvent très grandes, il est très facile à cultiver et ne pose pas de problèmes majeurs.

Son climat et terrain de prédilection : le désert !

Pays ou régions de culture : le Sud des États-Unis, le Mexique, les Caraïbes, le Portugal ou l'Espagne.

Sa reproduction

Sa reproduction s'effectue de deux manières possibles :

– Par **pollinisation** grâce aux oiseaux ou aux insectes.

– Par les **rejets** ou stolons qui apparaissent spontanément autour du pied « mère ».

C'est une plante très facile à reproduire et qui est très résistante !

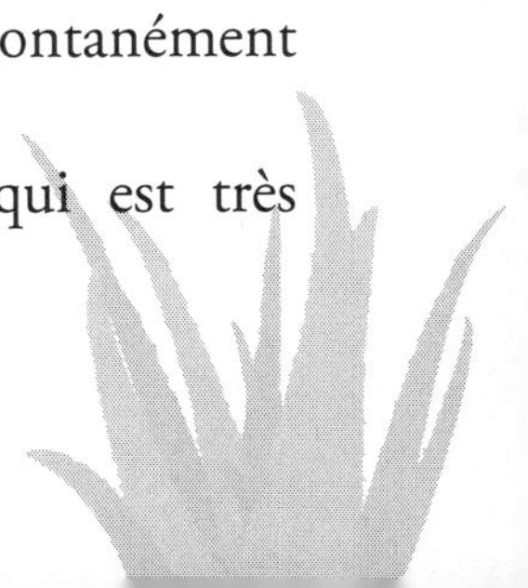

Que contient une feuille d'aloe vera ?

Si l'on coupe en deux une feuille d'aloès, que voit-on ?

En pourtour, ce que l'on appelle **la cuticule** et qui correspond à la peau extérieure de la plante.

Juste sous cette cuticule, circule **la sève** puis après une petite épaisseur cellulosique, au cœur, se trouve une **pulpe épaisse**, un peu comme une sorte de *gel incolore* ou *verdâtre*.

C'est dans cette pulpe claire, au cœur de la feuille, que l'aloe vera recèle toutes ses fabuleuses propriétés thérapeutiques.

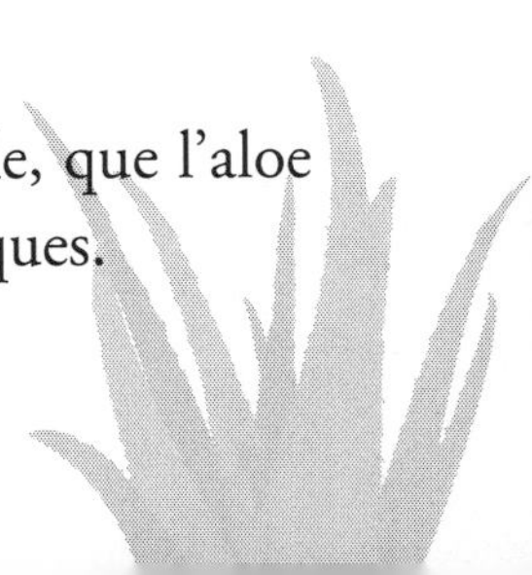

Véritable don de la nature

L'aloe vera et les produits à base d'aloe vera sont « enfin » reconnus par les scientifiques et utilisés dans le monde entier par les médecins, les vétérinaires, les sportifs et le vaste secteur de la cosmétique qui ne cesse d'inclure l'aloès à ses nouveaux produits.

Mais sa popularité grandissante et justifiée pourrait bien voir, dans l'avenir, les vertus de cette plante s'étendre, pourquoi pas, à des domaines tout à fait inattendus !

Sa composition est surprenante !

La pulpe, sorte de gelée de l'aloès, est en grande partie composée d'eau et proportionnellement, ses fabuleuses vertus ne représentent qu'une infime part de sa composition totale.

Il y a environ 98 % d'eau pour 2 % à peine de substances concentrées actives.

Ces « substances concentrées actives » sont au nombre de plus de 200 rien que pour l'aloe vera et renferment d'incroyables trésors de bienfaits pour l'organisme.

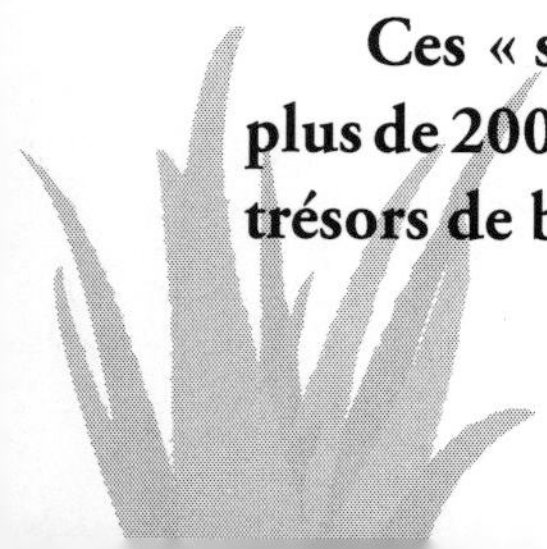

Ainsi nous y trouvons :

– Des vitamines

Vitamines A (bétacarotine antioxygène) B1, B2, B3, B6, B9, C, D et E.

Et même de la vitamine B12. De l'acide folique, de la niacine, choline et inositol.

– Des enzymes

Elles nous protègent des bactéries et des virus et possèdent une action anti-inflammatoire. Elles régénèrent nos cellules, facilitent la digestion, régulent les fonctions hépatiques et stimulent les défenses immunitaires (bradykinase).

– De l'anthraquinone

Possède une importante action antivirale et antibactérienne. C'est également un analgésique*.

– Des minéraux indispensables à l'organisme comme :

Le phosphore, le fer, le zinc, le lithium, le calcium, le carbonate de potassium, le sodium, le manganèse, le sélénium, le cuivre, le chrome ou encore le chlore.

– De l'acide silicide

Possède une action antibactérienne.

– De la saccharide

– De la cellulose

– De la saponine
Combat les virus et les bactéries.

– Des acides gras essentiels
Action anti-inflammatoire.

– Des acides aminés
Environ 20 acides aminés dont 7 des 8 acides aminés essentiels dont le corps a besoin en permanence.

Parmi ces acides aminés, se trouvent :

– L'acide aspartique
– L'isoleucine
– La leucine
– La theonine
– La lysine
– La sérine
– La tyrosine
– La proline
– L'acide glutamique
– L'arginine

Et des **polysaccharides**, les plus puissants renforts du système immunitaire !

Dont **l'acemannan qui renforce le système immunitaire contre les virus et les bactéries. Il permet également aux cellules** de se régénérer plus rapidement et facilite l'élimination des toxines ce qui permet à notre organisme de mieux se défendre.

À savoir !

Seule la pulpe d'un aloès adulte peut convenir en tant que remède.

Il faut attendre sa maturité, c'est-à-dire à peu près 5 ans !

Précautions et mises en garde

Attention !

C'est uniquement la pulpe ou le lait, qui prend souvent une forme de gel, contenu dans les feuilles, que l'on utilise.

C'est lui qui possède d'étonnantes vertus cicatrisantes, antiseptiques* ou hydratantes.

Important !

Exigez toujours un gel, un jus ou une pulpe fraîche d'aloe vera **stabilisé**.

C'est votre garantie que le procédé de conservation a bien été élaboré dans le but de garder toutes les propriétés de la plante intactes.

Vérifiez également que vous n'avez pas affaire à un produit réalisé **à base de concentré** d'aloe vera comme c'est malheureusement le cas dans certains produits vendus sur le marché.

Vérifiez toujours si un « label de contrôle » ou de « certification » est mentionné sur le produit !

Cela n'en est que mieux si le produit possède aussi un label **Bio** comme par exemple **Ecocert**. En France, il en existe plusieurs.

Vérifiez également que l'opercule ou le bouchon de votre bouteille de jus (ou de gel), est hermétiquement fermé lorsque vous l'achetez et qu'il n'a pas été ouvert avant !

Ceci est important car pour une bouteille qui aurait déjà été ouverte ou mal conditionnée, vous ne pourriez en aucun cas utiliser l'aloe vera qu'elle contient. En effet, les propriétés de l'aloe vera, si fragiles, s'en trouveraient altérées !

N'hésitez donc pas à vérifier et à exiger un produit au conditionnement parfait !

Mais aussi, vérifiez le pourcentage d'aloe vera contenu dans le produit que vous achetez, surtout si cela concerne un produit « à base » d'aloe vera !

Il y a sur le marché des produits sérieux et réellement efficaces, contenant non seulement un pourcentage élevé d'aloe vera dans leur composition, mais également un conditionnement élaboré permettant une conservation irréprochable des propriétés du produit.

Par contre, il y en a d'autres, profitant d'une « mode » pour l'aloe vera, qui abusent de l'opportunité pour mettre en vente sur le marché des produits « à base » d'aloe vera contenant un infime pourcentage de la plante **et qui n'ont le plus souvent d'aloe vera que le nom** !

Attention aux publicités mensongères! Lisez bien les étiquettes et demandez conseil dans votre entourage.

Et surtout n'oubliez pas que le prix excessif d'un produit n'en garantit nullement la qualité et le pourcentage d'aloe vera qu'il contient !

Ne vous fiez donc pas au prix, ce n'est pas un critère de choix en matière d'aloe vera !

Préférez toujours un produit d'origine **Bio** plutôt qu'un autre.

De toute façon, les gels ou jus, ou d'une manière générale les produits à l'aloe vera pur, consommables par voie interne, sont presque toujours **certifiés et d'origine biologique** !

En ce qui concerne ceux que l'on utilise en application, ils le sont aussi la plupart du temps mais il vaut mieux tout de même s'en assurer.

Il est important que vous sachiez que :

– L'aloe vera ne présente aucune toxicité !

– Il ne présente aucune contre-indication à d'autres médications !

– L'aloe vera fait partie des produits que l'on nomme adaptogènes* !

– Par précaution il ne faut pas l'administrer aux enfants de moins de 3 ans.

– Les femmes enceintes ne doivent pas le consommer sans avoir d'avis médical et surtout sans connaître la composition exacte du produit car si elles n'ont pas affaire à de la pulpe mais à du gel de feuilles entières, il contiendra forcément de l'aloïne* qui est peut-être irritante mais surtout qui est abortive !

Conservation de l'aloe vera

Conservez votre flacon de gel ou de jus une fois ouvert dans un des bacs de conservation ou dans la porte de votre réfrigérateur !

*Voir le glossaire en fin d'ouvrage.

Ou encore dans un endroit bien aéré, ni trop froid ni trop chaud et si possible à l'abri de la lumière ; mais le réfrigérateur reste tout de même le meilleur endroit garantissant sa fraîcheur !

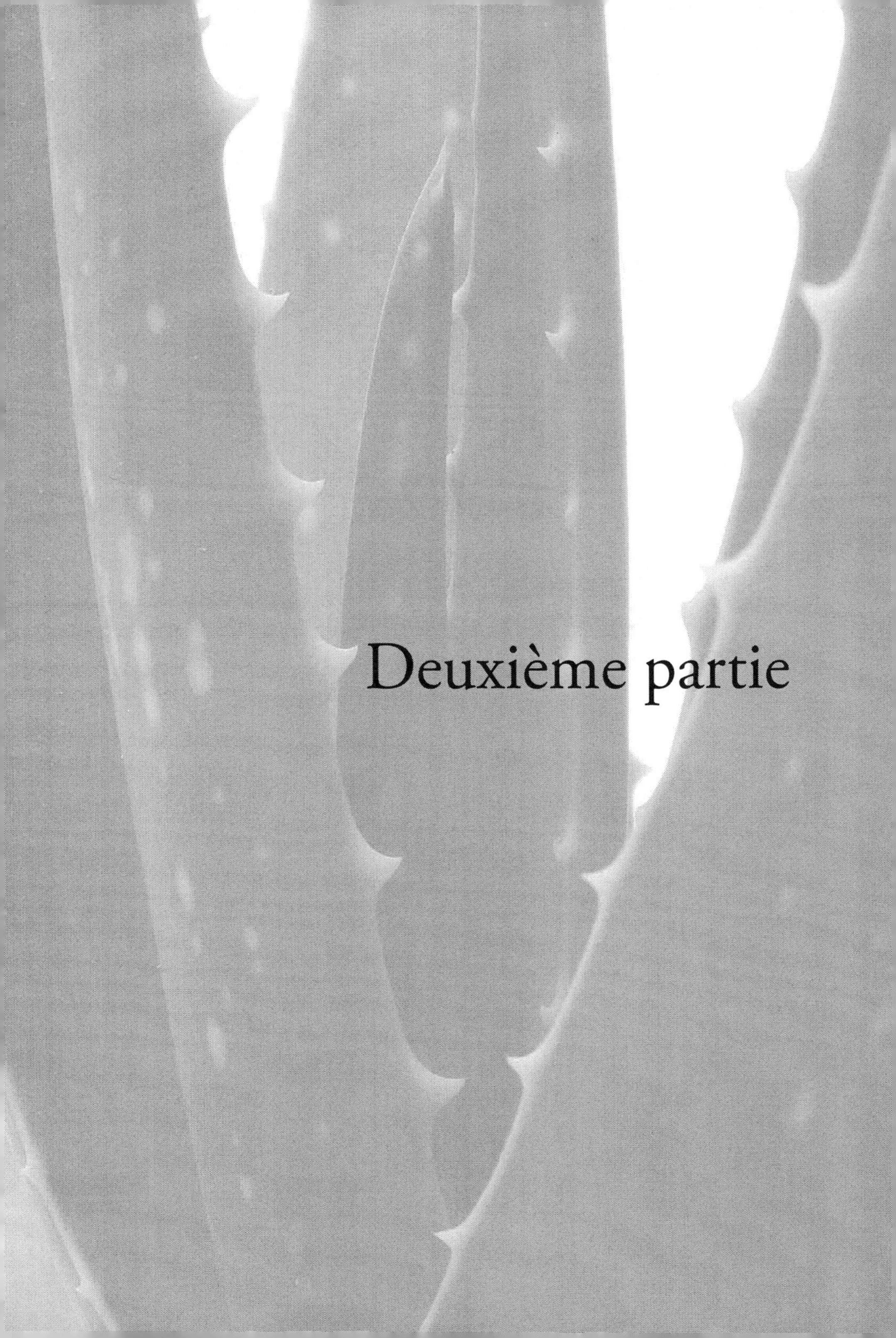

Deuxième partie

L'aloe vera dans tous ses états !

L'aloe vera semble être actuellement un créneau porteur dont les médias et les grandes marques s'emparent de plus en plus.

C'est une bonne chose, dans le sens où cela le révèle à un public de plus en plus large car nombreux sont ceux qui ignorent encore ce qu'est l'aloe vera.

Je suis sûre qu'un homme sur cinq et encore, serait bien incapable, en se rasant chaque matin, de mettre une image sur ce nom qu'il voit inscrit sur sa lotion après-rasage ou sur son bain-douche !

Et les femmes ne font pas exception à la règle !

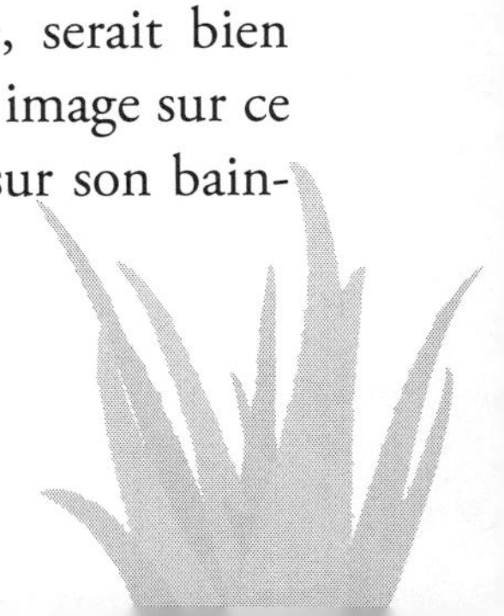

Le bon côté de toute cette publicité, est qu'elle fait découvrir au grand public que le nom d'aloe vera peut être associé à autre chose qu'un bain-douche, un lait ou autres lotions adoucissantes !

L'aloe vera est certes un merveilleux adoucissant pour la peau mais le restreindre uniquement à cette qualité, signifie n'utiliser qu'une infime part de ses possibilités.

À titre d'exemple, une célèbre marque de produits laitiers sort actuellement sur le marché un de ses desserts lactés, aromatisé à l'aloe vera !

Cependant il reste encore à démontrer le pourcentage exact d'aloe vera contenu dans le produit et bien entendu s'il s'agit d'un arôme d'origine naturel ou synthétique.

Dans le commerce, vous trouvez des produits à base d'aloe vera conditionnés sous plusieurs formes.

J'essaie ici de vous en donner un certain nombre mais vu la popularité (à juste titre) grandissante que l'aloe vera connaît actuellement, cette liste ne cesse de s'agrandir.

Et n'oubliez pas, qu'il est tout à fait possible de trouver sur le marché des produits à l'aloe vera efficaces et à des prix tout à fait raisonnables !

Comment et sous quelle forme puis-je trouver et utiliser de l'aloès et plus particulièrement l'aloe vera ?

Vous devez savoir que l'aloès peut s'utiliser de **deux manières** :

■ En usage *interne* et en usage *externe*

Tous ces produits doivent être impérativement conditionnés dans des emballages hermétiques et à l'abri de la lumière.

Vous pouvez trouver l'aloe vera consommable ou applicable sous forme de :

• Gels

Plus pratique pour les applications mais également pour le consommer tel quel à la cuillère ou encore le mélanger à du miel.

Vérifiez si vous avez à faire à un gel réalisé à partir de feuilles entières ou contenant uniquement du mucilage.

• Crèmes

Pratique et utile pour toutes les applications locales que vous avez à effectuer.

De nombreuses crèmes pour le jour ou la nuit à base d'aloe vera donnent de bons résultats et sont très agréables à utiliser.

Tout dépend du pourcentage d'aloès contenu dans la posologie et également des autres ingrédients avec lesquels l'aloès est mélangé.

• **Gélules**

Pour son « côté pratique » peut-être mais je ne recommande pas ce genre de conditionnement car vous avez à faire à de la poudre d'aloès !

Et la poudre est réalisée à partir de la feuille entière et contient de l'écorce et par conséquent de **l'aloïne***!

• **Jus**

Ce jus doit être extrait de la pulpe fraîche d'aloe vera. Vous le consommerez pur, mélangé ou dilué à raison d'une cuillère à soupe pour un verre d'eau ou de jus de fruits.

Référez-vous également à la notice livrée avec le produit.

Vérifiez bien si vous avez à faire à de la pulpe fraîche « stabilisée » à froid.

• Ampoules

Cette forme est très souvent utilisée également pour son « côté pratique », lorsque vous avez besoin d'effectuer un traitement ponctuel et spécifique.

Mais souvent à base de concentré d'aloe vera et dans ce cas la majorité des propriétés a disparu au traitement à chaud.

À éviter !

Les produits réalisés à base de concentré d'aloès ou à base d'aloès déshydraté.

Leur efficacité reste à prouver !

Sachez que le goût de l'aloès est assez *insipide* et quelque peu *amer* dans certains cas, mais l'on s'y habitue rapidement au regard de ce qu'il nous apporte en bienfaits.

Si vous voulez, pour vous y habituer au début, vous pouvez l'avaler par petites quantités, jusqu'à la quantité indiquée.

Vous finirez par vous y accoutumer et croyez-moi en comparaison des bienfaits qu'ils vous apportent, son amertume est insignifiante !

Vous n'avez que du bien à y gagner !

En raison de son goût un peu particulier, certains fabricants rajoutent parfois à la composition du jus ou de la gelée, une huile essentielle d'agrume ou d'un autre végétal afin de le rendre un peu plus agréable à consommer.

Cela n'entame en rien la qualité du produit à condition bien entendu que l'arôme provienne bien d'une huile essentielle et non d'un composé chimique.

À vérifier lors de votre achat.

Mais, l'aloe vera entre également dans la composition de nombreux produits dans un pourcentage très variable, tels que les :

- **Dentifrices**

Idéal pour les problèmes de gencives ou de dents. Assainit et adoucit la bouche. À utiliser plus particulièrement après une extraction dentaire ou en cas d'infection.

- **Savons, déodorants ou bains-douches**

Ils protègent et adoucissent les peaux les plus fragiles et les plus sèches.

À condition naturellement que le pourcentage d'aloe vera contenu dans les produits soit suffisamment important pour les rendre efficaces.

• Shampooings

Véritable soin bienfaisant pour vos cheveux, qu'il adoucit, nourrit et protège.

• Crèmes pour le corps, les mains ou le visage

Elles réparent et améliorent nettement l'état des peaux abîmées, flétries ou sèches.

Vos mains seront toutes douces si vous utilisez régulièrement une crème à l'aloès.

• Baumes pour les lèvres

De nombreuses marques en proposent nature ou parfois mélangés à d'autres ingrédients naturels. N'hésitez pas à les utiliser, ils donnent généralement de bons résultats.

• **Dans les produits de maquillage**, tels que les mascaras, fards à paupières ou fards à lèvres, tout dépend de la part d'aloès contenue dans les produits.

• Mais vous trouverez également des tissus dans la composition chimique desquels l'on a incorporé de l'aloe vera, tels que des collants pour femmes, des chaussettes, des sous-vêtements ou vêtements, des couches pour bébés…

Bref, rien ne semble arrêter le marketing à ce niveau !

Les deux modes d'utilisation possibles

Par voie interne

• En solution buvable

Soit de manière *ponctuelle* soit sous forme de *cure*.

« La cure d'aloe vera »

Faites cette cure si vous le pouvez, durant **6 semaines** sans interruption.

Prendre une cuillère à soupe de pulpe fraîche d'aloe vera diluée dans un verre d'eau ou de jus de fruits.

Trois fois par jour : le matin à jeun, le midi avant de manger et le soir avant de dîner.

Prenez votre potion quelques minutes avant de manger.

Pour ma part, je conseille de la prendre avant de manger car de cette manière, vous préparez votre organisme à l'assimilation des graisses et des sucres.

Mais vous pouvez aussi bien la prendre après le repas (et avant le café), elle facilitera ainsi votre digestion.

Cette cure est une cure idéale pour détoxiquer votre organisme.

Il se peut que durant les premiers jours vous ressentiez certains effets comme par exemple, après le premier ou le deuxième jour de prise, de la diarrhée, mais elle ne dure pas et se régularise les jours suivants.

Vous risquez également de subir quelques maux de tête, des crampes ou d'avoir besoin de dormir dans les premiers temps de la cure, signe que la cure opère et nettoie votre organisme, ce sont de réactions d'élimination des toxines.

Si vous ne supportez pas ces maux, réduisez à deux fois par jour, soit deux cuillères à soupe par jour au lieu de trois, surtout si c'est votre première cure. Pour les cures suivantes vous pourrez reprendre à trois fois par jour si vous le désirez.

Il existe une cure plus longue qui dure 3 mois mais personnellement, je préfère pratiquer des cures de 6 semaines soit 1 mois et demi durant l'année et les faire alterner avec d'autres produits bienfaisants pour l'amélioration de la santé et du bien-être, qui font l'objet de mes autres ouvrages, **en effet l'aloe vera possède la faculté entre autres choses, de renforcer les propriétés**

des autres produits avec lesquels il est mélangé ou utilisé en alternance.

Personnellement, chaque matin, je prends en parallèle à ma cure d'aloe vera, une cuillère à café de pollen frais mélangé à un 1/2 yaourt ou un yaourt entier (je consomme un pot entier ou une barquette entière de pollen frais). Je fais cette cure de préférence l'hiver.

À savoir !

Un des premiers domaines d'application des propriétés de l'aloe vera concernait tout le système digestif. Il régule, apaise et protège toutes nos fonctions digestives et nettoie nos intestins et par conséquent aide notre organisme à mieux se défendre.

■ Par voie externe

• En application ou en compresse

Appliquez le gel ou la crème directement sur la peau.

Si vous utilisez un gel obtenu à partir des feuilles entières, il se peut que vous subissiez quelques petites irritations sans gravité ou intolérance en raison de l'aloïne* qui peut parfois être irritante ou allergène*.

Pulpe, gel ou jus, comment s'y retrouver et lequel utiliser ?

Qu'est-ce que la pulpe ?

Appelée aussi mucilage, c'est véritablement le cœur de la feuille, là où sont contenues toutes les propriétés les plus importantes de la plante et celles qui nous intéressent.

On doit la trouver sous la mention : **pulpe fraîche stabilisée à froid d'aloe vera ou encore jus de pulpe fraîche d'aloe vera stabilisée**.

Attention !

Que l'aloïne* soit bien séparée de la pulpe !

Qu'est-ce que l'écorce ?

L'écorce possède des propriétés laxatives, révulsives, abortives et irritantes.

Les produits, tels que pilules ou gélules d'aloe vera sont souvent constitués à base de poudre d'aloe vera et donc d'écorce.

■ Qu'est-ce que la sève ?

Liquide jaune qui circule sous l'écorce de la plante et qui contient l'aloïne*, son principal principe actif, et qui lui confère des propriétés laxatives et digestives.

■ Qu'est-ce que le jus ?

Appellation généralement donnée à la pulpe fraîche vendue dans le commerce.

■ Qu'est-ce que le gel ?

Nous avons généralement affaire à une gelée extraite des feuilles entières donc comportant de l'aloïne*.

Mais le jus de pulpe fraîche peut également dans certains cas et sous certaines marques porter la dénomination de « gel ».

Où puis-je me procurer de l'aloe vera ou des produits à base d'aloe vera ?

En premier lieu, dans tous les magasins Bio, du plus petit commerce aux coopératives.

Mais également dans les parapharmacies qui se situent à Paris, en région parisienne ou dans toutes les grandes villes de France.

Dans les pharmacies, vous pouvez généralement les obtenir sur commande.

Mais certaines grandes pharmacies ont souvent un rayon de médecines douces et de produits Bio où vous pouvez trouver les grandes marques distributrices d'aloès, françaises ou étrangères.

Et également, la popularité fulgurante de l'aloe vera fait que de plus en plus de grandes surfaces possèdent dans leurs rayons Bio, des produits à l'aloe vera et même dans certains magasins bien achalandés, du jus ou du gel d'aloe vera.

Mais là encore, vérifiez bien si les étiquettes mentionnent le pourcentage d'aloe vera contenu dans le produit, sa provenance, les éventuelles autres substances rajoutées et comme je l'ai déjà indiqué, une certification reconnue.

Et bien sûr, je ne saurais jamais assez vous le recommander, préférez toujours un produit issu et garanti de fabrication Biologique.

Dans tous les cas, n'hésitez pas à le commander si vous n'en trouvez pas de disponible de suite dans les magasins de votre région.

Quels sont les critères à exiger pour être sûr d'obtenir un aloe vera de qualité ?

Il existe sur le marché français et international plusieurs marques qui vendent de l'aloe vera.

N'oubliez jamais de vérifier le pourcentage exact d'aloès contenu dans le produit.

Celui-ci peut parfois varier considérablement !

Il est également important de vérifier que vous avez affaire à du jus obtenu à partir de **la pulpe fraîche stabilisée à froid** d'aloès ou d'aloe vera.

C'est-à-dire que les processus d'extraction et de traitement employés pour obtenir et conditionner le jus ou la pulpe, ont permis de conserver toutes les étonnantes propriétés de cette plante.

Les méthodes et normes rigoureuses de fabrication qui vous garantissent un bon produit consommable surtout par voie interne, sont les suivantes :

- **Cueillette des feuilles à la main.**
- **Extraction par pressage à froid.**
- **Aucun colorant artificiel.**
- **Stabilisation garantie.**
- **Culture garantie sans engrais chimiques ni pesticides.**

– **Produit certifié Bio ou organic** (mot anglais pour désigner les produits issus de l'agriculture biologique).

– **Produit n'étant pas testé sur des animaux**.

Et posséder des labels certifiés et reconnus tels que les sigles de : « **International Aloe Science Council – I.A.S.C.** », « **Kascher** » ou **K**, « **BIO** » ou **ECOCERT**.

« **International Aloe Science Council** » est l'organisme scientifique américain qui certifie le respect des normes de fabrication et la qualité irréprochable de l'aloès contenu dans les produits.

À savoir !

La loi autorise seulement 5 % d'ingrédients supplémentaires rajoutés dans la pulpe fraîche. Ces ingrédients sont surtout pour favoriser la bonne conservation du produit.

Vous pouvez trouver de la vitamine C ou E, des huiles essentielles d'agrumes ou de l'eau, mais tous ces produits doivent être d'origine naturelle.

Si les ingrédients dépassent les 5 %, alors la loi interdit d'afficher l'appellation de pulpe sur le flacon.

Par contre dans les compositions réalisées avec l'aloe vera, vous pouvez trouver des ingrédients qui renforcent ses propriétés, comme différents miels, miellats*, de la propolis, des hui-

les essentielles ou des huiles végétales comme l'huile de jojoba par exemple.

Attention important !

Il existe certains ingrédients, produits ou certaines plantes avec lesquels l'aloe vera doit impérativement ne pas être mélangé.

Ce sont surtout les alcaloïdes* !

Tels que le thym ou des fruits tels que le noni (un fruit aux propriétés bienfaisantes à la santé).

En dernière recommandation, je vous demande d'être prudent lorsque vous commanderez de l'aloès par correspondance, exigez bien tous les critères requis pour acquérir un bon produit. Et refusez des jus ou gels à base de poudre déshydratée ou de concentré de la plante.

L'aloe vera, à quel prix ?

Vous trouverez à peu près tous les prix sur le marché, mais en ce qui concerne les jus de pulpe fraîche et les gels vous constaterez

*Voir le glossaire en fin d'ouvrage.

très vite qu'il existe une brochette de prix moyens qui est pratiquée par à peu près tous les revendeurs ou fabricants.

Si certains vous proposent des prix au-delà de cette moyenne en avançant la qualité de leurs produits, montrez-vous prudent. Renseignez-vous autour de vous et consultez différentes marques aussi bien françaises qu'étrangères, avec de surcroît les indications et conseils que je vous fournis dans ce livre, vous êtes « armé » pour choisir un produit de qualité !

N'hésitez pas à me poser vos questions à l'adresse e-mail que je donne en début d'ouvrage, je me ferai un plaisir de vous conseiller et de répondre à toutes vos questions en ce qui concerne l'aloe vera.

N'oubliez pas lorsque vous choisirez votre produit que le prix n'est pas un critère de choix et n'a rien à voir avec la qualité du produit !

À qui s'adresse l'aloe vera ?

En ce qui concerne son usage interne

À tout le monde et à tout âge sans exception !

Il ne présente **aucune contre-indication** et ne provoque **aucun effet secondaire**.

Il est cependant préférable de ne pas l'administrer sous forme de cure interne ou de le faire consommer aux enfants âgés de moins de 3 ans, surtout si l'on n'est pas sûr de sa provenance ni de sa composition exacte.

Pour les mêmes raisons, il est également préférable que les femmes enceintes ne le consomme pas durant leur grossesse ni durant leur période d'allaitement.

En effet, si elles ont à faire à un jus d'aloès extrait des feuilles entières, cela signifie qu'il contient de l'aloïne*, un composant quelque peu allergène* et surtout abortif.

Elles peuvent en revanche consommer du jus de pulpe fraîche stabilisée avant et après ces périodes.

Les cures conviennent aussi bien aux personnes souffrantes qu'aux personnes bien portantes.

La santé

La guérisseuse silencieuse !

Les recherches scientifiques sur l'aloe vera

Plusieurs études et expériences scientifiques furent effectuées sur la plante en Europe dès le XIXe siècle.

De nombreuses recherches scientifiques sont toujours réalisées actuellement en Allemagne et en Suisse mais également partout dans le monde.

Dès la fin de la seconde guerre mondiale, les chercheurs japonais avaient commencé à effectuer des recherches scientifiques sérieuses sur l'aloès après avoir constaté les résultats obtenus plus que satisfaisants sur des personnes brûlées par les radiations d'Hiroshima.

Ils n'ont cessé depuis lors, d'approfondir leurs recherches sur l'aloès et lui reconnaissent aujourd'hui entre autres une réelle et efficace action régénératrice des tissus qui accélère de façon remarquable la cicatrisation ; mais également une action préventive et curative contre les effets nocifs des radiations.

Récemment plus de 500 travaux de recherche ont été effectués par des chercheurs du monde entier sur l'aloe vera. Plusieurs études ont été publiées par de grandes universités américaines, japonaises, israéliennes ou européennes.

L'aloès et surtout l'aloe vera intéresse et intrigue les chercheurs du monde entier pour la multitudes de ses composants et leur synergie.

J'utilise l'aloe vera pour…

Pour résumer son action nous pouvons dire que :

– Il facilite la digestion.
– Il est un excellent complément alimentaire très riche en enzymes.

– Il protège la flore intestinale.

– Il nettoie en profondeur les intestins et il élimine déchets et bactéries.

– Il a une action laxative et antiparasitaire.

– Il active l'irrigation sanguine et agit favorablement sur les plaquettes.

– Il agit sur la circulation lymphatique, les fonctions rénales, hépatiques et biliaires.

– Il apaise les douleurs dues aux rhumatismes.

– Il active la cicatrisation de manière spectaculaire.

– Il est un fabuleux régénérateur cellulaire.

– Il possède une action anti-inflammatoire.

– Il élimine les toxines de l'organisme.

– Il est immunostimulant.

– Il combat le reflux gastrique.

– Il est antiallergique.

– Il est antistress.

– Il possède une action calmante.

– Il possède une action sur la moelle osseuse.

– Il régule les graisses dans le sang.

– Il réduit considérablement la nocivité des radiations pour l'organisme humain.

– Il inhibe la douleur car il contient de puissants analgésiques*.

– Il détruit les staphylocoques, les streptocoques et les salmonelles !

Son action intervient également dans les cas de diabète, d'hépatite, de problèmes cardiaques, d'asthme ou d'allergie.

L'aloe vera fournit à notre organisme tout ce dont il a besoin pour se défendre contre les attaques extérieures.

Les propriétés de l'aloe vera dans le domaine de la santé

La pulpe de cette plante possède des propriétés étonnamment efficaces pour combattre les états de surmenage dus au stress et à la fatigue ainsi que les carences alimentaires.

Sa richesse exceptionnelle en nutriments essentiels lui confère une action curative de premier ordre !

Mais son action est loin de s'arrêter là !

■ En usage interne

L'aloe vera représente le complément alimentaire idéal comme je l'ai déjà dit.

En cas de : fatigue, carence ou déficience du système immunitaire.

Il rééquilibre la flore intestinale et le bon fonctionnement du système digestif.

Important !

Vous devez savoir que 80 % de votre immunité dépend de vos intestins !

Je ne le répèterai jamais assez, mais je pense que cela en vaut la peine. C'est un excellent régulateur de l'organisme qui favorise la production d'enzymes et renforce le système immunitaire.

■ En usage externe

Son effet est assez spectaculaire, pour l'avoir constaté moi-même à de nombreuses reprises.

Dès l'application, la peau change d'aspect, elle est plus belle, plus claire, comme rajeunie. Un agréable effet rafraîchissant se fait sentir et la douleur s'estompe sous l'effet analgésique* de l'aloès.

Après quelques applications du gel (je préfère utiliser le gel ou gelée, sa texture se prête beaucoup plus facilement aux applications mais naturellement il est extrait des feuilles entières*), la peau est régénérée, toutes taches, brûlures ou écorchures ont disparu et ce, en un temps record !

C'est la plante des « premiers soins » par excellence !

---

* Feuilles entières : il suffit de faire un petit test sur un endroit de peau pour voir si vous ne faites pas d'allergie ou d'irritation à l'aloïne.

■ Les quatre cibles importantes de l'aloe vera

– Les inflammations.
– Le système digestif.
– Le système immunitaire.
– Les tissus.

• Voici une liste non exhaustive d'affections pour lesquelles l'aloe vera se montre un traitement efficace et surtout naturel :

Ampoule
En compresse

Si votre ampoule est crevée, il faut la désinfecter puis la recouvrir d'une épaisseur de gel d'aloe vera et la protéger à l'aide d'une compresse.

Lorsque vous en avez la possibilité, laissez à l'air libre sans recouvrir en ayant appliqué une couche d'aloe vera sur l'ampoule.

Pour prévenir les ampoules, il existe des crèmes à l'aloe vera que l'on peut appliquer au préalable pour en éviter l'apparition.

Angoisses
En ingestion

Suivez la cure d'aloe vera ou encore prenez lors de l'apparition des angoisses la valeur de deux cuillères à soupe de pulpe d'aloe vera pure ou diluée dans un peu d'eau ou de jus de fruits avant chacun des trois repas.

Vous devriez voir disparaître vos angoisses assez rapidement.

Aphte
En application ou en ingestion

Appliquez directement sur l'aphte un peu de gel ou faites un bain de bouche avec une ou deux cuillères à soupe de pulpe pure.

Son action est très efficace contre les aphtes et toutes les irritations de la bouche.

La cure comblera votre carence en vitamines souvent responsable de l'apparition des aphtes.

Arthrite
En application, en massage ou en cure

L'aloe vera soulage et réduit considérablement la douleur et l'inflammation, grâce à son importante action anti-inflammatoire.

Massez-vous ou faites vous masser avec du gel d'aloe vera, cela soulage énormément et calme instantanément la douleur.

Je vous recommande fortement la cure qui opérera un traitement de fond.

Asthme
En ingestion

Je vous recommande la cure qui donne de très bons résultats dans les cas d'allergie.

L'aloe vera renforce le système immunitaire souvent déficient en cas d'asthme ou d'allergie.

Ballonnements, flatulences*
En ingestion

Je vous recommande la cure qui améliore tout le système digestif. L'aloe vera réduit les putréfactions de nourriture dans les intestins et régularise ses fonctions en rééquilibrant le pH gastro-intestinal.

Les flatulences* et les ballonnements disparaissent dès les premières prises.

Bronchite
En ingestion

Suivez le même traitement que je vous indique pour l'asthme.

Brûlures
En application

Pour de petites brûlures

Faites une application d'aloe vera sur la brûlure, il calmera le feu immédiatement, rafraîchira et son exceptionnel pouvoir cicatrisant régénérera votre peau très rapidement. Il est par définition la plante de la peau.

Pour des brûlures plus graves

En application et en ingestion

L'aloe vera est un excellent traitement d'urgence qui apaise la brûlure presque instantanément et évite l'infection tout en favorisant une bonne cicatrisation.

La cure est recommandée en traitement de fond pour la régénération des tissus.

Cholestérol
En ingestion

Il procure les moyens à notre organisme d'éliminer naturellement le mauvais cholestérol.

Faites une cure et une fois la cure finie, faites une prise de sang et vous serez étonné du résultat si vous aviez du mauvais cholestérol.

Cicatrisation
En application

Il améliore considérablement la cicatrisation des plaies et fait disparaître les cicatrices deux fois plus vite qu'en temps normal. N'hésitez pas à faire des applications fréquentes de gel.

Et en cure pour les cicatrisations plus importantes.

Circulation lymphatique
En ingestion

Faites une cure qui améliorera nettement votre circulation lymphatique en favorisant l'élimination des toxines.

L'aloe vera cible le système lymphatique-circulatoire-immunitaire.

Crampes et brûlures d'estomac
En ingestion

Je vous recommande la cure qui apaisera instantanément vos problèmes digestifs ou de refoulement gastrique.

Son action antistress agira aussi sur vos crampes souvent d'origine nerveuse.

Il possède également une action antiulcéreuse.

Colite
En ingestion

Véritable baume pour les intestins, tous vos problèmes disparaîtront si vous faites une cure de pulpe fraîche d'aloe vera.

Conjonctivite
En instillation ou en ingestion

Certaines marques qui vendent de l'aloe vera, vendent aussi des lotions à l'aloe vera pour les yeux fatigués ou tout autre problème oculaire. Ces lotions doivent être instillées dans l'œil et soulage véritablement en cas de brûlure.

Pratiquez également la cure en parallèle.

Courbatures
En application et en ingestion

Il possède une action efficace sur les courbatures, aussi bien en application qu'en cure.

Dès l'application les douleurs disparaissent.

Coupure
En application

Appliquez-en un peu sur la coupure, après l'avoir bien désinfectée, et elle se refermera très rapidement.

Cystite
En ingestion

Prenez deux cuillères à soupe de pulpe fraîche d'aloe vera pure ou diluée dans un peu d'eau avant chacun des trois repas. Faites cela jusqu'à ce que la crise disparaisse, les résultats sont rapides.

L'action anti-inflammatoire de l'aloès est très rapide et efficace.

Si vous êtes sujet aux cystites, pratiquez régulièrement tout au long de l'année des cures d'aloe vera.

Démangeaisons
En application ou en ingestion

Appliqué sur l'endroit, il apaise presque immédiatement les irritations et les démangeaisons.

Si les démangeaisons persistent ou reviennent, profitez-en pour faire une cure.

Diabète
En ingestion

L'aloe vera limite les niveaux de glucose en cas de diabète de l'adulte non insulinodépendant.

Digestion
En ingestion

Il assure une bonne digestion et agit favorablement sur tout le système digestif grâce aux nombreuses enzymes qui entrent dans sa composition.
En effet, il augmente la production d'enzymes digestives et rééquilibre la flore intestinale.

Je vous recommande donc de faire une cure pour retrouver une digestion sans problème.

Diverticulite
En ingestion

C'est la plante de tout le système digestif par excellence ! Pratiquez la cure pour améliorer considérablement votre état.

Douleur
En application

Appliquez à l'endroit douloureux du gel. Il calmera la douleur presque aussitôt.

Eczéma
En application ou en ingestion

Appliqué, il rafraîchit, hydrate, calme les éventuelles démangeaisons et les fait disparaître.
Il régénère les tissus abîmés.

Faites ensuite une cure en traitement de fond contre l'eczéma.

Écorchure
En application

Il calme et cicatrise très rapidement !

Entorse ou foulure
En application

Appliquez de la glace à l'endroit blessé et ensuite faites des applications renouvelées de gel, la guérison ne se fera pas attendre. Apaise aussi la douleur.

Fatigue physique et psychique
En ingestion

L'aloe vera convient également très bien pour combattre les états de fatigue chronique.

Faites une cure pour vous régénérer.

Fièvre
En ingestion ou en application

Vous pouvez appliquer sur votre front un peu de gel ou de pulpe d'aloès.

Dans ce cas, utilisez de la pulpe, du gel ou une crème qui ne contient pas d'aloïne* afin d'éviter d'éventuelles rougeurs.

Il prévient, réduit et fait disparaître la fièvre.

Prenez deux cuillères à soupe de pulpe fraîche d'aloe vera pure ou diluée dans un peu d'eau avant chacun des trois repas. Faites cela jusqu'à ce que la fièvre disparaisse, les résultats sont rapides. L'action anti-inflammatoire de l'aloès est très rapide et efficace.

Gingivite
En application et en ingestion

Prenez un peu de pulpe d'aloe vera dans votre bouche et gardez-la quelques secondes puis crachez ou avalez comme vous voulez. Recommencez plusieurs fois.

Convient également très bien pour soulager et soigner tous les problèmes de la sphère buccale, comme les glossites, aphtes, extractions dentaires, infections ou blessures de la bouche.

Faites une cure en traitement de fond.

Hémorroïdes
En application

Faites des applications locales de gel au moment de la crise. L'effet anti-inflammatoire et rafraîchissant apaise les douleurs et fait dégonfler les veines. Non seulement cela soulage mais active la guérison.

Hépatite
En ingestion

Je vous recommande sans tarder de faire la cure qui permet de soulager et de prévenir les problèmes d'insuffisance ou de troubles.

Herpès buccal et génital

En application ou en ingestion

Son effet rafraîchissant enlève la sensation de brûlure et guérit la crise d'herpès très rapidement.

En prévention

Le mieux est de le prendre en cure lorsque l'on se sent surmené et en état de fatigue afin d'éviter que la crise ne survienne.

Vous pouvez aussi appliquer un peu de gel ou de crème dès que vous sentez les premières démangeaisons ou irritations annonciatrices de la crise.

Cela empêchera celle-ci d'évoluer et résorbera son action.

À noter que l'aloès enlève toutes les traces de cicatrices éventuelles provoquées par les cloques d'herpès.

Infection

En application et en ingestion

L'aloès stoppe le processus inflammatoire et évite l'évolution de l'infection.

Faites une cure pour stimuler votre système immunitaire et débarrasser votre organisme de ses toxines.

Infection de la sphère O.R.L.

En ingestion

Une cure donnera de très bons résultats dans ce genre d'affection.

L'efficacité de l'aloe vera a été scientifiquement prouvée en ce qui concerne toute la sphère O.R.L.

Inflammation
En application et en ingestion

L'un des principaux domaines d'application de l'aloe vera est justement son action anti-inflammatoire qui n'est plus à démontrer.

Faites des applications aux endroits concernés mais surtout faites une cure de pulpe d'aloe vera.

Irrigation sanguine
En application et en ingestion

L'aloe vera favorise considérablement l'irrigation sanguine.

Irritation
En application et en ingestion

Là encore son action anti-inflammatoire est très efficace.

Mal de dos
En application et en ingestion

En application, il soulage véritablement les douleurs dorsales.

Mais vous pouvez également faire une cure comme traitement de fond.

Mémoire
En ingestion

Il possède aussi une action sur la mémoire.

Faites des cures régulièrement tout au long de l'année.

Mycoses
En application et en ingestion

Pratiquez des applications renouvelées et régulières, il vient à bout des mycoses très rapidement.

Mais une cure restera un traitement de fond que vous devrez faire.

Piqûre d'insecte
En application

Appliquez à l'endroit de la piqûre, il fait dégonfler et apaise l'éventuelle douleur.

Votre piqûre guérira plus rapidement que d'habitude.

Psoriasis
En application et en ingestion

Il soulage considérablement le psoriasis en régénérant la peau. La peau devient très vite plus belle.

Il convient de pratiquer des applications locales en même temps qu'une cure interne.

Rhumatisme
En application et en ingestion

La douleur disparaît après quelques applications.
Je vous recommande de faire une cure dans le même temps.

Sclérose en plaques
En ingestion

Certaines études ont été faites et l'on a pu constater que la prise d'aloès combinée à d'autres facteurs, retardait l'évolution de la maladie.

Sinusite
En ingestion

Voir à infection de la sphère O.R.L.

Stress
En ingestion

Voir à angoisses

Tendinite
En application

Voir à entorse et foulure

En application de gel ou de crème, calme sensiblement la douleur et active la guérison.

Transit intestinal
En ingestion

Voir à digestion – colite – flatulences*

Troubles du sommeil
En ingestion

Voir à angoisses

Ulcère variqueux
En application ou compresse

L'effet se constate dès la première application. La peau se régénère à vue d'œil.

L'action antibactérienne de l'aloe vera empêche également toute infection.

Le temps de guérison est diminué de moitié !

Ulcère gastrique

En ingestion

L'efficacité de l'aloe vera a été scientifiquement démontrée dans les cas d'ulcère gastrique.

Pratiquez une cure interne.

N'oubliez pas que l'aloe vera possède une puissante action antibactérienne, antiseptique* et antivirale.

*Voir le glossaire en fin d'ouvrage.

La beauté et l'hygiène

« L'élixir de jouvence »

Les propriétés de l'aloe vera dans le domaine de la beauté et de l'hygiène

L'action bienfaisante et curative de l'aloe vera démontre naturellement dans ce domaine-là aussi, l'étendue très vaste de ses possibilités.

■ C'est un excellent produit de soin !

Vous en avez pour témoin le nombre croissant de produits de consommation courante qui contiennent de l'aloe vera dans leur composition.

Mais attention, la proportion d'aloès contenue dans ces différents produits est souvent très variable.

Elle peut aller de **97** voire **99 %** à une quantité infinitésimale, c'est-à-dire inopérante mais très commerciale !

Important !

Méfiez-vous des produits fabriqués à base de concentré (lisez bien les étiquettes et si vous avez un doute ne prenez pas le produit). En effet, les jus ou gels fabriqués à base de concentré **ne contiennent que très peu voire pas du tout de polysaccharides** car pour obtenir un concentré le jus doit être chauffé. Le mucilage renfermant des molécules extrêmement fragiles, elles disparaissent sous l'effet de la chaleur.

Il faut que vous sachiez qu'en tant que régulateur de l'organisme, la prise régulière d'aloe vera agit sur notre système d'élimination des toxines et favorise sa normalisation, permettant ainsi la perte de poids.

L'aloe vera ne possède pas en tant que tel des propriétés amincissantes, mais c'est son action bénéfique et équilibrante des fonctions de l'organisme qui fait que nous éliminons beaucoup plus facilement, entraînant un amincissement naturel !

L'aloe vera est spécialement recommandé à la fois en usage interne, sous forme de cure (voir les différents modes d'utilisation de l'aloe vera), et en application ou compresse (usage externe) dans les cas suivants ; mais cette liste est non exhaustive et l'étendue de son utilisation en matière d'hygiène et beauté s'élargit tous les jours.

L'aloe vera est recommandé à la fois en usage interne et en application, dans les cas de :

À noter

Il existe du gel d'aloe vera en tube, ce conditionnement est beaucoup plus pratique surtout pour les soins de beauté et d'hygiène.

Acné
En application et en ingestion

L'aloe vera possède une réelle action pour combattre et guérir l'acné, sans laisser de marques. Il est antiseptique* et astringent*.

Par application du gel ou de la pulpe directement sur le visage, il stimule le renouvellement cellulaire.

La peau devient plus belle, comme rajeunie !

Il apporte une solution à tous les problèmes de peau et illumine le teint.

Faites également une cure interne.

L'aloe vera protège et rééquilibre le pH de la peau.

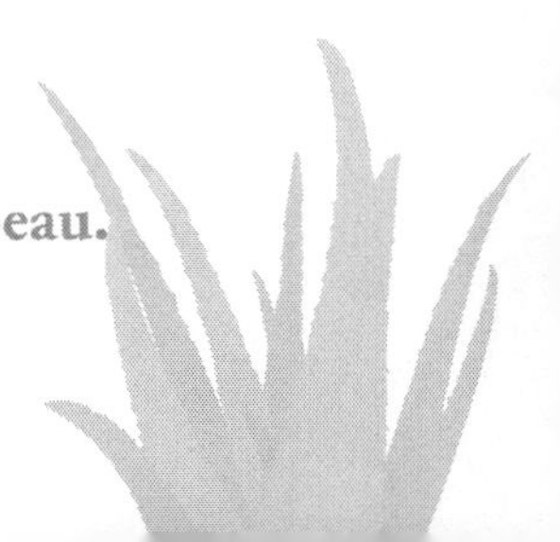

Boutons, points noirs
En application

Utilisez en application du gel, de la pulpe ou encore des crèmes à l'aloe vera qui protégeront votre peau des agressions extérieures.

Mais je vous conseille également de faire une cure interne qui ne peut que faire du bien à votre peau.

Cellulite
En application

Faites des applications locales de gel ou de pulpe. La peau devient plus douce et surtout l'aspect peau d'orange s'atténue. L'aloe vera possède des propriétés anti-œdème.

Mais, je vous recommande de faire parallèlement une cure d'aloe vera car il régularise le système lymphatique, élimine l'excès de toxines et favorise la circulation sanguine.

Chute de cheveux
En application ou en ingestion

L'aloe vera prévient et stoppe la chute des cheveux.

Frictionnez-vous la tête avec de la pulpe fraîche d'aloe vera, laissez agir une dizaine de minutes et ensuite lavez-vous la tête avec un shampooing à l'aloe vera que l'on trouve dans le commerce ou chez un revendeur d'aloès.

Faites cela jusqu'à ce que la chute s'arrête.

Il possède une action préventive réellement efficace contre la calvitie !

L'aloe vera stimule la repousse des cheveux et améliore la circulation sanguine au niveau du cuir chevelu.

Je vous recommande en parallèle de faire une cure interne.

Cicatrices
En application

Appliquez du gel régulièrement sur vos cicatrices jusqu'à disparition ou atténuation de celles-ci.

Coups de soleil
En application

Appliqué après une exposition un peu prolongée, l'aloe vera vous évitera de rougir et la formation de cloques.

En outre il rafraîchit et apaise le feu des brûlures et il évite de conserver des marques.

Dents
En brossage

Utiliser un bon dentifrice à l'aloe vera pour se brosser les dents favorise une bouche saine. L'aloe vera détruit les bactéries, revitalise les gencives et aide à la cicatrisation des éventuelles petites plaies de la bouche.

Convient parfaitement aux personnes souffrant de saignements des gencives.

Il faut savoir que l'aloe vera possède de bonnes propriétés astringentes*.

On trouve de très bons dentifrices à l'aloe vera, bio ou non, dans le commerce.

N'oubliez pas que l'aloès est antiseptique* et cicatrisant!

Entretien et brillance des cheveux

En application

Il existe de nombreux shampooings et baumes à base d'aloe vera.

Ils sont très efficaces à condition de bien vérifier la quantité d'aloe vera contenue dans le produit.

Il combat également comme nous l'avons vu, la chute des cheveux, les pellicules et répare les cheveux abîmés.

Pour cela l'utiliser à la fois en applications locales à l'aide de produits à base d'aloès et en même temps faire une première cure interne.

Épilation ou rasage

En application

Il calme efficacement le feu du rasoir.

Extraction dentaire
En bains de bouche

Vous pouvez éventuellement faire une cure de jus de pulpe d'aloès en complément ou faire des bains de bouche réalisés à partir d'une cuillère à soupe de jus dilué dans un demi-verre d'eau ou bien utiliser le jus pur et le maintenir en place quelques instants à l'endroit de l'extraction, comme on le fait pour un bain de bouche.

Gerçures
En application

Il guérit rapidement les gerçures ou crevasses.

Hydratation
En application

Les recherches ont démontré le pouvoir hydratant exceptionnel de l'aloe vera.

Sa particularité est qu'il a la faculté, une fois appliqué sur la peau, de faire en sorte de lui conserver son taux d'humidité.

L'aloe vera sous forme de crème, appliqué sur la peau, la rend tout de suite plus lisse et plus élastique et la protège du dessèchement.

Il existe toute une gamme de crèmes à l'aloe vera dans le commerce.

Pellicules
En application

Faites la même application que pour *la chute des cheveux*.
Vous pouvez en parallèle faire une cure interne d'aloe vera.

Problèmes de peau
En application ou en ingestion

Faites des applications de pulpe ou de gel directement sur la peau.

Je vous recommande cependant de faire également une cure interne.

Rides
En application

L'aloe vera possède une véritable action lissante et antirides.
Sous son action, les cellules de la peau se régénèrent plus vite.
Là aussi vous pouvez en complément des crèmes, faire une cure interne.

Les masques de beauté que je conseille conviennent également très bien.

Rougeurs
En application

Appliquez de l'aloe vera ou une crème à base d'aloe vera sur vos rougeurs et vous les verrez s'atténuer et disparaître rapidement.

Sport
En application et en ingestion

L'aloe vera est non seulement un complément alimentaire idéal pour les sportifs mais il les aide à résoudre tout un tas de petits problèmes qu'ils peuvent rencontrer comme les échauffements, les brûlures, les foulures, les tendinites, les mycoses, etc.

Les sportifs devraient tous avoir de l'aloe vera sur eux.

Taches de vieillesse
En application

Il régénère la peau et atténue considérablement les taches. Appliquez-le régulièrement jusqu'à disparition complète. Utilisez du gel ou une crème à l'aloe vera.

Taches de naissance
En application

Procédez de la même manière que pour les taches de vieillesse.

Transpiration
En application

Il existe des crèmes à base d'aloès qui sont très efficaces pour réguler et empêcher une transpiration excessive.

Il enlève également les odeurs de transpiration en les inhibant.

Vergetures
En application

Procédez si possible par des applications régulières. La peau est plus souple, plus belle et les marques de vergetures s'estompent nettement.

Il prévient également l'apparition de nouvelles vergetures car il rend la peau plus élastique.

Vieillissement
En ingestion ou en application

Appliquez l'aloe vera pour combattre et estomper vos rides.
Faites une cure interne régénérante.

À savoir!

L'aloe vera pénètre quatre fois plus vite que l'eau au niveau de la peau et va cinq fois plus profond en régénérant les tissus très rapidement.

L'aloe vera est la plante de la peau par excellence!

C'est pour cette raison qu'il entre dans la composition de si nombreux produits destinés à l'entretien, au rajeunissement et à la guérison des différents problèmes de peau.

Savez-vous?

Il est très employé en dermatologie et en chirurgie esthétique afin d'activer la réparation de la peau et pour éviter de garder des marques après les opérations.

On l'utilise notamment pour réparer la peau des grands brûlés dans certains services hospitaliers.

Il possède un pouvoir hydratant très important connu des professionnels de la beauté et des cosmétiques. Il atténue les rides, nourrit et revitalise tous les types de peau sans exception.

Dans le monde du sport, l'aloe vera est très utilisé chez les sportifs, à la fois comme traitement pour soulager les tendinites, les entorses ou les claquages, pour les massages décontractants mais aussi comme stimulant.

Son effet tonique est très apprécié, d'autant plus qu'il est impossible de le détecter au contrôle antidopage !

Les recettes beauté de l'aloe vera

Simples et faciles à réaliser, elles vous surprendront par leur étonnante efficacité.

Durant la pose de ces masques, profitez-en pour vous allonger au calme, dans le silence ou mettez une musique relaxante de votre choix. Vous pouvez également poser sur chacune de vos paupières un coton imbibé d'une eau florale comme l'eau de bleuet ou l'eau de rose, toutes deux aux effluves apaisantes pour les yeux et pour l'esprit.

Et décrochez le téléphone…

À savoir !

Avant de faire un masque, il est toujours plus intéressant de faire un léger gommage afin que la peau soit mieux préparée à profiter au maximum des bienfaits du masque.

Masque de beauté à l'aloe vera et à la spiruline

Dans un bol, mélangez ensemble une cuillère à café de spiruline avec une cuillère à café de pulpe fraîche d'aloe vera. Obtenez un mélange homogène.

Tartinez-vous le visage et le cou (si vous avez naturellement assez de pâte, sinon doublez les ingrédients) du bout des doigts et laissez en place environ un quart d'heure.

Vous pouvez même en mettre sur vos lèvres, et le manger ensuite…

Ces deux produits ont un véritable effet lifting pour effacer les ridules qui se trouvent souvent autour des lèvres.

Faites ce masque régulièrement une fois par semaine ou alternez-le avec celui au miel.

Vous apporterez ainsi à votre peau une véritable cure régénérante, surtout si parallèlement vous pratiquez la cure interne.

Masque de beauté au miel et à l'aloe vera

Vous devez procéder de la même manière que pour le masque à la spiruline.

Dans un bol, mélangez ensemble une cuillère à café de miel d'acacia ou d'un autre miel liquide, avec une cuillère à café de pulpe fraîche d'aloe vera. Obtenez un mélange homogène et certes un peu collant, mais tellement riche en propriétés.

Tartinez-vous le visage et le cou (si vous avez naturellement assez de pâte, sinon doublez les ingrédients) du bout des doigts et laissez en place environ un quart d'heure.

Là aussi, vous pouvez vous en mettre sur les lèvres et le lécher ensuite, c'est aussi bon pour votre peau que pour votre organisme.

Vous pouvez faire ce masque aussi souvent que vous le désirez ou en alternance avec celui à la spiruline.

Et n'oubliez pas que votre peau est le reflet de votre santé, aussi bien physique que psychique !

La cuisine

Conseils

Comme nous l'avons vu, l'aloe vera existe sous forme de gel ou de jus, qui se consomment soit de manière ponctuelle comme une cure, soit régulièrement.

Vous pouvez très bien le consommer mélangé à d'autres ingrédients tels que des laitages, du miel, de la confiture, des céréales ou encore des salades.

Je vous propose de découvrir un certain nombre de recettes à base d'aloe vera au dernier chapitre de ce livre. Une autre façon de consommer de l'aloe vera est de le faire entrer dans notre hygiène de vie quotidienne.

Certains leaders de la consommation commencent à sortir quelques produits sur le marché à base d'aloès, comme des bonbons, des chewing-gums, des jus ou encore comme je l'ai déjà cité dans cet ouvrage, des desserts lactés.

Le problème est que l'aloe vera n'a pas vraiment de goût !

Ou alors légèrement amer !

Alors cela laisse à penser que l'on pourrait lui en procurer un (chimique, bien entendu) afin de vendre le produit et ses vertus grâce à l'aloès qu'il contient (là aussi en quantité infinitésimale) !

Attention !

L'aloe vera est très sensible à la chaleur, il ne faut jamais le chauffer ou le faire cuire car il perdrait la majorité de ses précieuses qualités et entre autres ses enzymes si importantes qui lui confèrent la plupart de ses propriétés !

La conservation de l'aloe vera

La pulpe fraîche d'aloe vera ne supporte ni la chaleur ni la lumière !

Il faut toujours que vous conserviez bien votre flacon à l'abri de la chaleur, le réfrigérateur est le meilleur endroit pour cela.
Si vous n'avez pas de réfrigérateur sous la main, alors choisissez l'endroit le plus frais que vous pouvez trouver !

La pulpe d'aloe vera doit toujours être conservée dans un flacon sombre ou opaque qui la protège de la lumière et des rayons du soleil.
Si cela n'est pas le cas lorsque vous effectuez votre achat, refusez d'acheter un produit qui ne présente pas ces critères d'emballage.

Je me répète peut-être, mais la pulpe d'aloe vera est très fragile et requiert certaines conditions de conservation pour rester efficace.

■ Un dernier conseil

Dès que vous avez fini de vous servir de l'aloe vera, replacez aussitôt votre flacon au frais dans le réfrigérateur, ne le laissez jamais traîner à la température ambiante trop longtemps !

Attention !

Sachez que malgré toutes ces précautions, votre pulpe d'aloe vera ne se conservera jamais plus de deux mois grand maximum. Au-delà de cette date, ses précieuses propriétés malheureusement s'altèrent.

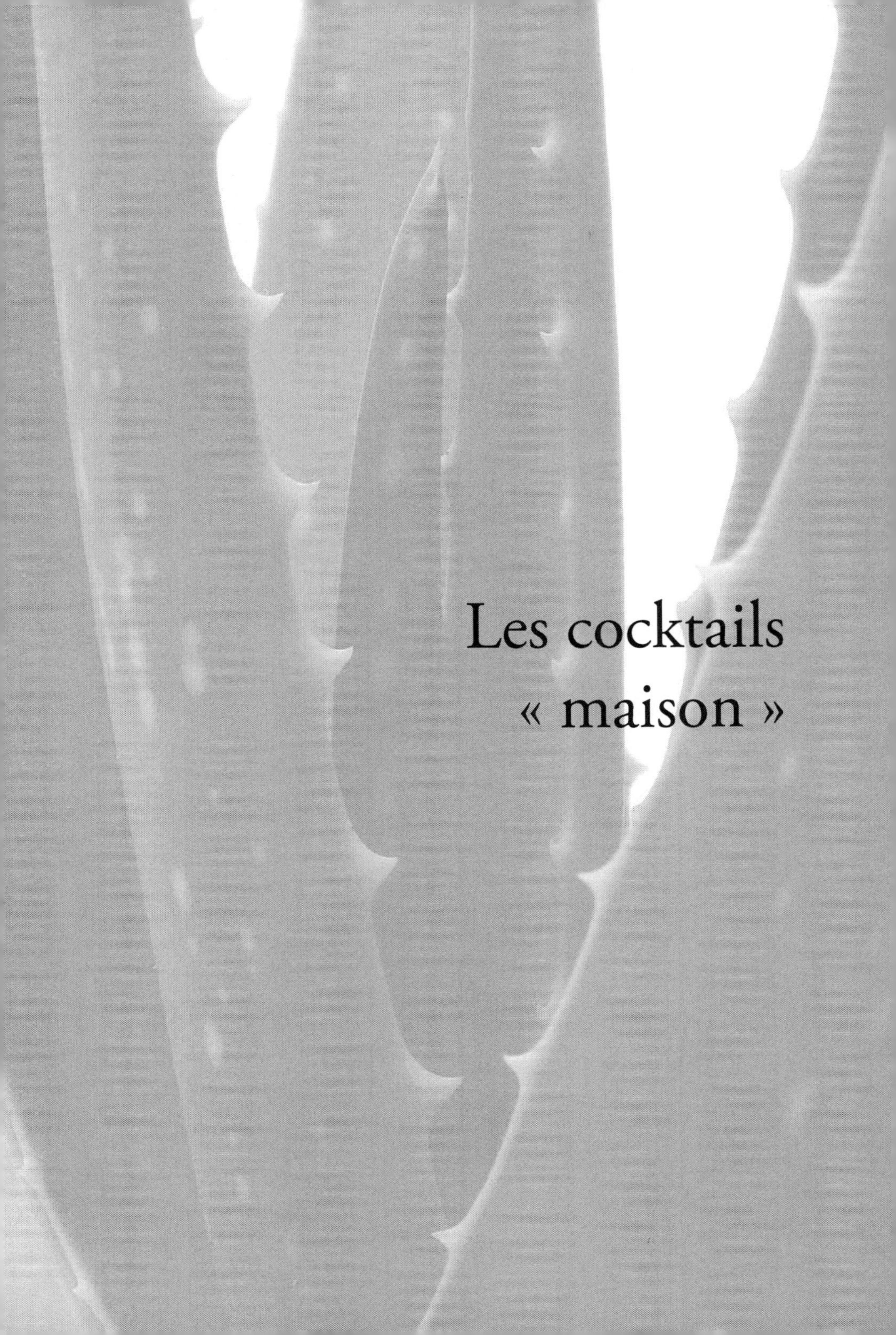

Les cocktails « maison »

Les cocktails de légumes

JUS DE TOMATE-CÉLERI

Pour une personne

Il vous faut :

– 2 tomates moyennes (les tomates doivent être bien rouges).
– 1 petite branche de céleri.
– Le jus d'un demi-citron vert.
– 1 pincée de sel de céleri.
– 1 cuillère à café d'aloe vera.

Procédez de la manière suivante :

Pelez les tomates (la peau s'enlève plus facilement si vous passez la tomate sous l'eau tiède) et enlevez les pépins et le milieu un peu blanc et dur.

Lavez la branche de céleri et coupez-la en petits tronçons.

Placez les tomates pelées et coupées en morceaux dans votre mixeur, ajoutez les morceaux de céleri, le jus du demi-citron vert pressé, le sel de céleri et mixez quelques secondes.

Versez dans un grand verre, ajoutez l'aloe vera et mélangez à l'aide de la cuillère.

Vous pouvez ajouter quelques glaçons si vous le désirez.

Dégustez !

Ce jus peut être pris à tout moment de la journée mais évitez tout de même de le consommer le soir ou avant d'aller dormir.

■ Suggestion

Vous pouvez également cuisiner un bouillon de légumes que vous ferez refroidir ou consommerez lendemain.

Attention !

Ne rajoutez pas de thym dans votre jus.

Préférez toujours des jus de légumes ou des bouillons que vous aurez cuisinés vous-même, à la place de ceux que vous pouvez trouver dans le commerce et qui contiennent des conservateurs, des colorants et autres substances.

La meilleure façon de savoir ce que vous buvez est de le confectionner vous-même !

BOUILLON DE LÉGUMES

Pour 4 personnes ou 4 grands verres

Voici une recette de bouillon que je vous conseille.

Il vous faut :

– 1 litre d'eau.
– 2 carottes.
– 1 blanc de poireau.
– 1 gousse d'ail.
– 1 demi-oignon.
– 1 petite échalote rose.
– Une bonne pincée de sel de céleri.
– Pulpe fraîche d'aloe vera (une cuillère à café par verre).

Procédez de la manière suivante :

Lavez et épluchez les légumes. Mettez l'eau dans une cocotte ou un faitout. Coupez les carottes en rondelles, coupez le poireau en petits tronçons, l'oignon et l'échalote en lamelles pas trop fines.

Placez tous les légumes dans le faitout, ajoutez la pincée de sel de céleri et mettez à cuire à feu moyen durant 30 minutes environ.

Une fois cuit, laissez refroidir un peu. Versez la quantité de bouillon que vous désirez dans votre centrifugeuse et mixez quelques secondes.

Ajoutez une cuillère à café d'aloe vera par verre.

Servez tiède ou froid dans des grands verres et dégustez !

■ Mon avis

Ce bouillon se garde très bien au réfrigérateur et cela vous permet d'avoir à disposition un excellent bouillon vitaminé durant plusieurs jours.

Excellente cure vitaminée à faire durant l'hiver, à raison d'un verre par jour pendant au moins 4 semaines. Prenez-le plutôt le matin ou le midi. Ce bouillon peut également entrer dans la composition d'un régime amincissant ou constituer l'apport alimentaire minimal en cas de diète ou de jeûne.

Les cocktails de fruits

Conseil

Pour tous vos cocktails de fruits, si vous les trouvez un peu trop épais, vous pouvez rajouter un peu d'eau minérale ou de la glace pilée (selon la saison).

Je ne vous conseille pas de sucrer vos cocktails mais si vous ne pouvez vous en empêcher, alors utilisez de préférence du sucre semoule de canne ou mieux du miel liquide.

JUS DE POMME-CAROTTE

Pour une personne

Il vous faut :

– 1 pomme.
– 1 carotte.
– 1 cuillère à café de pulpe d'aloe vera.

Procédez de la manière suivante :

Épluchez le fruit et le légume et coupez-les en morceaux. Placez-les dans la centrifugeuse et mixez quelques secondes. Versez dans un grand verre, ajoutez l'aloe vera et mélangez à l'aide de la cuillère.

Dégustez ce jus délicieux, qui est **un véritable bienfait pour tout votre organisme et qui renforce votre système immunitaire** !

Attention !

Ce jus, une fois mixé, ne se conserve pas longtemps et s'oxyde rapidement, **vous ne devez donc pas le préparer à l'avance**.

JUS DE PÊCHE ET FRUITS ROUGES

Pour une personne

Il vous faut :

– 1 pêche.
– 1 verre d'un mélange de fruits rouges (vous trouverez dans le commerce des mélanges de fruits rouges congelés) *.
– 1 cuillère à café de pulpe fraîche d'aloe vera.

Procédez de la manière suivante :

Épluchez la pêche, coupez-la en morceaux et placez-les dans votre mixeur ou centrifugeuse. Ajoutez le mélange de fruits rouges et mixez quelques secondes.

Versez dans un grand verre, ajoutez la pulpe d'aloe vera et mélangez à l'aide de la cuillère.

Vous pouvez rajouter des glaçons ou de la glace pilée si vous le désirez.

Dégustez !

Ce jus est tonique et bourré de vitamines.

---

* Si vous utilisez un mélange de fruits congelés, prélevez la quantité nécessaire et laissez-la décongeler à la température ambiante au moins un quart d'heure avant, ou alors laissez-la décongeler au réfrigérateur la veille au soir pour pouvoir confectionner votre jus le matin. Mais si vous en avez la possibilité, vous pouvez très bien utiliser des fruits frais.

JUS EXOTIQUE

Pour une personne

Il vous faut :

– ¼ d'un melon de taille moyenne.
– 2 belles fraises (selon la saison) ou à défaut le mélange de fruits rouges du cocktail précédent.
– 1 cuillère à café d'aloe vera.

Procédez de la manière suivante :

Épluchez, épinez et coupez le melon en morceaux. Lavez bien et équeutez les fraises (au besoin trempez-les quelques secondes dans une eau vinaigrée afin de les débarrasser des pesticides et insectes). Si vous utilisez les fruits rouges, procédez comme pour la recette précédente.

Placez les morceaux de melon et les fraises dans votre mixeur ou votre centrifugeuse et mixez quelques secondes jusqu'à obtenir un mélange homogène.

Versez dans un grand verre et ajoutez l'aloe vera.

Mélangez bien et dégustez.

Rajoutez au besoin des glaçons ou de la glace pilée.

■ Mon avis

Excellent jus de printemps pour faire le plein d'énergie et de vitamines.

Les milk-shakes

MILK-SHAKE BANANE-FRAISE-SOJA

Pour une personne

Il vous faut :

– 1 banane.
– 3 fraises.
– 1 verre de lait de soja.
– 1 cuillère à café de miel d'acacia (ou tout autre miel liquide).
– 1 pincée de cannelle en poudre.
– 1 goutte d'extrait de vanille.
– 1 cuillère à soupe de pulpe fraîche d'aloe vera.

Procédez de la manière suivante :

Épluchez la banane, coupez-la en morceaux. Lavez et équeutez les fraises et mettez-les avec les morceaux de banane dans la centrifugeuse. Ajoutez le lait, la vanille, le miel et la cannelle. Mixez le tout ensemble et versez dans un grand verre.

Ajoutez l'aloe vera et mélangez à l'aide de la cuillère.

Tonique et savoureux milk-shake qui peut même remplacer un repas. Ne le consommez pas le soir, il est trop riche et trop tonique, il vous empêcherait de dormir !

Les apéritifs

Il est tout à fait possible de mélanger la pulpe d'aloe vera avec ce que l'on appelle un vin cuit. Je vous propose ici un mélange avec du porto mais vous pouvez très bien effectuer vous-même d'autres mélanges de votre création.

Les vins cuits

PORTO

Dans un verre à cet effet, versez une dose de porto, ajoutez une cuillère à café de pulpe fraîche d'aloe vera et mélangez bien. Ajoutez au besoin quelques glaçons.

Ne dépassez pas la dose d'une cuillère à café d'aloe vera par verre.

Vous pouvez par contre prendre un 2e porto, lui aussi à l'aloe vera.

Mais ne dépassez pas la dose de 2 apéritifs à l'aloe vera.

Vous pouvez remplacer le porto par d'autres apéritifs dans le même genre.

Les alcools

La pulpe d'aloe vera se mélange également très bien avec l'alcool et celui-ci n'altère en rien ses propriétés.

WHISKY

Dans un verre à whisky, versez une dose d'alcool, ajoutez une cuillère à café de pulpe fraîche d'aloe vera et une cuillère à café de miel, mélangez bien.

Ajoutez au besoin quelques glaçons.

Là aussi ne dépassez pas la dose d'une cuillère à café d'aloe vera et la prise de 2 whiskys à l'aloe vera par jour.

Vous pouvez rajouter à votre whisky, si vous le désirez, un peu de jus de fruits, du coca ou un autre ingrédient de votre goût.

Vous pouvez également selon votre goût remplacer le whisky par un autre alcool.

RHUM

Vous pouvez faire la même chose avec du rhum.

Et composer toutes sortes de cocktails alcoolisés selon votre goût et vos idées et **toujours en ne dépassant pas la dose d'une cuillère à café par verre et par personne**.

Et pourquoi pas un punch ou une sangria à l'aloe vera ?

La maison

Trucs et astuces « maison » !

La « richesse » de l'aloès peut également servir de nombreuses tâches ménagères.

■ Pour l'entretien de vos cuivres et de votre argenterie ainsi que de tous vos objets en métal ou en bois précieux

Utilisez le jus d'aloès comme vous le feriez avec un autre produit adapté, en l'appliquant et en frottant avec un chiffon doux.

Vos objets brilleront d'un bel éclat sans odeur désagréable (comme cela pourrait être le cas avec un nettoyant chimique industriel), et de plus la qualité des métaux sera respectée.

■ Pour l'entretien de vos meubles en bois

À l'aide d'un chiffon doux imbibé de jus d'aloès, étalez une couche uniforme sur vos meubles. Puis frottez doucement.

Le jus d'aloès nourrit, protège et fait briller vos meubles naturellement.

Intéressant !

Le jus d'aloès opère également comme insecticide et éloigne les insectes.

Cela peut s'avérer utile lorsque vous l'employez pour vos meubles car il les protège de tous les parasites qui attaquent le bois.

À savoir !

L'aloe vera éloigne non seulement les parasites mais également les insectes !

Vous pouvez aussi vous appliquer un peu de gel sur la peau afin d'éviter d'être piqué.

Posséder un aloe vera (ou une autre espèce d'aloès) chez soi...

Ces conseils et astuces s'adressent tout à la fois à ceux qui possèdent déjà un aloe vera comme à ceux qui n'ont pas encore cette chance.

Pour de nombreux peuples à travers le monde, un aloe vera dans une maison est réputé apporter « bonheur et longue vie » aux personnes qui y vivent.

Mais sa réputation légendaire ne s'arrête pas là, de par sa nature, il est censé équilibrer les énergies de l'endroit où il se trouve. Il crée une harmonie, un équilibre.

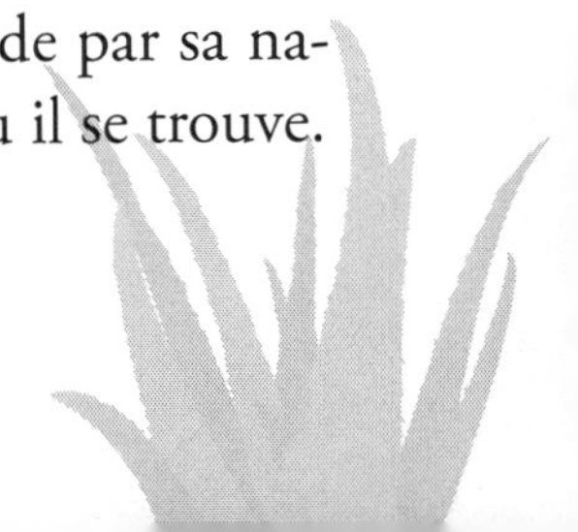

Ce n'est peut-être pas pour rien que les Chinois le surnomment depuis des millénaires, « la plante de l'harmonie » !

Pour le jardin

Vous devez tout de même savoir qu'étant une plante tropicale, votre aloe vera aura plus de chances de se développer rapidement et d'atteindre une grande taille, si vous habitez une région où le climat est chaud ou tempéré et où l'ensoleillement est important.

Les régions et pays du sud sont l'idéal surtout pour les aloe vera plantés au jardin.

Si vous habitez une région ou un pays plus au nord, il est de loin préférable d'avoir recours à la culture en pot.

L'aloe vera craint énormément le froid et le gel qui lui sont le plus souvent fatals !

Pour la maison

La culture en pot lui convient très bien.

Placez-le dans une pièce où règne une bonne température, sans courant d'air.

La pièce où vous êtes le plus souvent et où vous vous sentez le mieux.

Un aloe vera n'est pas une plante comme les autres !

Où le trouver ?

Dans tout le Sud de l'Europe, l'on peut voir des aloe vera pousser à l'état sauvage un peu partout sur le bord des routes, dans les champs ou sur les talus.

Vous pouvez donc très bien en prélever quelques pousses ou pieds d'environ 10 à 15 cm.

Dès que vous aurez séparé ou coupé un pied, vous verrez s'écouler un liquide blanchâtre ou brunâtre, tel un lait : le sang de l'aloès.

Vous replantez ensuite vos pousses directement dans une terre sablonneuse et elles vont repartir toutes seules d'elles-mêmes.

Sinon, vous trouvez des aloe vera dans à peu près toutes les jardineries ou même chez les fleuristes, ou à défaut commandez-le.

Comment le choisir ?

Selon votre goût, celui qui retient le plus votre attention mais vérifiez bien que c'est un aloe vera (si vous recherchez celui-là bien entendu) et pas un autre aloès.

Si vous avez la chance qu'il soit fleuri, vous le reconnaîtrez facilement à ses grandes tiges décorées de fleurs jaunes.

Cependant rien ne vous empêche de posséder d'autres aloès. Il y en a de si nombreuses et de si jolies variétés différentes, aux formes et aux couleurs souvent très excentriques.

Ce sont des plantes fleuries très décoratives et qui se marient avec tous les intérieurs, mais faites cependant attention car il y a des espèces qui possèdent de dangereux piquants comme entre autres l'**aloe ferox** qui lui aussi, tout comme l'aloe vera, est un aloès aux grandes propriétés bienfaisantes et curatives.

Comment le soigner ?

L'aloe vera et les aloès en général ne sont pas des plantes très exigeantes et vous pouvez vous permettre parfois d'oublier de les arroser mais tout de même pas systématiquement car n'oubliez pas qu'il s'agit de plantes constituées essentiellement d'eau.

Elles sont une véritable réserve d'eau, comme d'ailleurs la plupart des « succulentes », famille à laquelle elles appartiennent.

Ce sont des plantes résistantes qui peuvent vivre de nombreuses années en pot à l'intérieur d'une maison.

La terre

Plantez-le dans un mélange moitié terreau moitié sable.
Ou alors choisissez plus simplement du terreau pour cactus.

Il lui faut pour être bien, une terre sablonneuse, bien drainée (n'hésitez pas à incorporer à la terre quelques petits cailloux ou billes d'argile concassées).

Si ses racines ne sont pas bien drainées, elles risquent de pourrir sous l'effet de l'eau qui stagnerait.

Offrez-lui un peu d'engrais une fois par mois dans son eau d'arrosage, il ne s'en trouvera que mieux.

Attention !

Utilisez là aussi un bon engrais Bio, surtout si vous comptez utiliser les propriétés de votre plante à domicile pour vos petites « coupures, brûlures ou autres bobos ».

L'arrosage

Ne l'arrosez pas trop, surtout en hiver où il est préférable de le laisser un peu reposer. Veillez simplement à ce que la terre ne soit pas trop sèche.

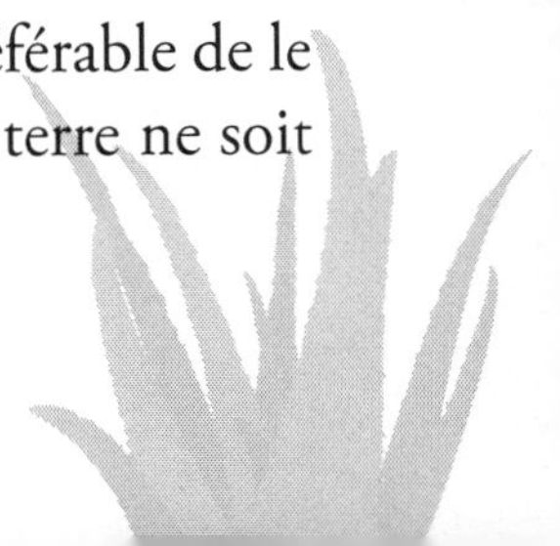

N'oubliez pas que l'eau peut être son premier ennemi car un excès d'arrosage amène tout un cortège de problèmes comme la pourriture et les insectes !

La température

Il nécessite un endroit ensoleillé et une bonne température ambiante, ni trop chaude ni surtout trop froide.

Sachez tout de même qu'il déteste le froid et que la température ambiante ne doit pas descendre en dessous de 10 °C. N'attendez pas qu'il fasse trop froid pour rentrer les plantes que vous auriez placées au jardin durant la période d'été.

L'emplacement idéal à l'intérieur de la maison

Il nécessite un endroit bien ensoleillé mais il se satisfera également d'un emplacement demi-ombragé à condition que la température ne soit pas trop basse.

Votre aloès ne fleurira seulement qu'au bout de quelques années, montrez-vous patient !

Sa période de floraison s'étend principalement du mois de décembre au mois de mars mais cette période peut varier surtout pour une culture en pot.

Pensez à changer de pot lorsque la plante commence à prendre du volume, elle vous en sera reconnaissante.

Mais surtout, en été, évitez de l'exposer sous un soleil brûlant !

Placez-le plutôt dans un endroit lumineux, chaud mais ne recevant pas les rayons directs du soleil.

Ne le placez pas non plus près d'un radiateur ou près d'une cheminée ou encore près de n'importe quelle autre source de chaleur.

Attention !

Si votre aloe vera commence à « griser », c'est qu'il manque de lumière, de chaleur ou encore que vous l'arrosez beaucoup trop !

L'emplacement idéal au jardin

Un emplacement plein sud est l'idéal mais il faut tout de même qu'il bénéficie d'un peu d'ombre. Chaleur et endroit ombragé sont l'idéal pour une plantation en pleine terre au jardin.

Naturellement dans les régions où il pleut beaucoup, il vaut mieux conserver votre aloès en pot à la maison ou ne le sortir au jardin que lorsqu'il fait chaud et ne pleut pas trop.

Mais surtout, en été, évitez de l'exposer sous un soleil brûlant !

Placez-le plutôt dans un endroit lumineux, chaud mais ne recevant pas les rayons directs du soleil.

Plantez-le dans une terre bien drainée.

Ou alors rajoutez du sable ou du terreau pour cactus.

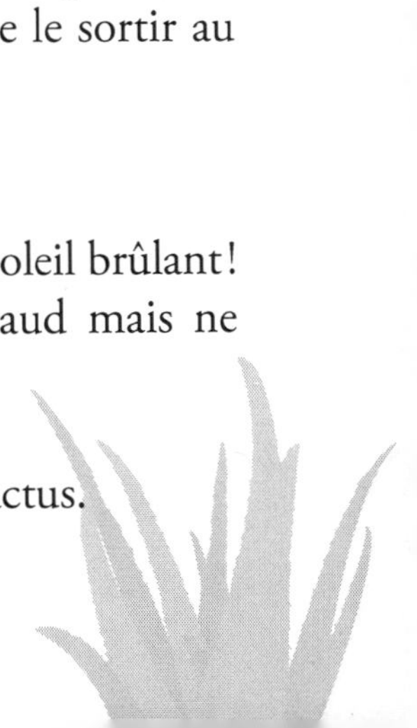

Les maladies

• La pourriture des tiges et des racines

Attention à l'excès d'eau !

Cette pourriture provient d'un trop plein d'humidité et peut-être aussi d'une température pas assez élevée. **Coup de froid et humidité font pourrir la plante !**

• Les taches de brûlure

Ces taches sont dues à un excès de lumière subite !

Avez-vous changé de place votre aloès dernièrement ou encore a-t-il subi un ensoleillement trop rapide ?

Si vous déplacez votre plante d'un endroit ombragé à un endroit plus lumineux, faites-le progressivement sinon les feuilles vont brûler.

Les insectes

Attention !

Utilisez toujours un **insecticide Bio** !

Il préserve l'environnement mais également votre maison et vous-même, car il est très nocif pour vous de respirer les vapeurs des insecticides et par la suite cela reste en suspens dans l'atmosphère ambiante de votre maison.

• Les pucerons

Vous les voyez apparaître sur les feuilles de la plante par groupements.

Ils peuvent être vert clair ou noirs. Vous pouvez les éliminer avec un insecticide Bio ou encore en vaporisant de l'**eau vinaigrée sur la plante. Ce procédé est naturel et très efficace**!

• Les pucerons lanigères

Si vous observez de petites toiles fines et blanches, un peu comme des cocons, à la surface des feuilles, cela signifie que vous avez à faire à un autre genre de pucerons, plus tenaces et plus dangereux pour votre plante que les précédents.

Il vous faut dans ce cas précis employer un insecticide systémique, toujours Bio naturellement, que vous diluerez dans votre eau d'arrosage.

• Les pucerons des racines

Ceux-ci sont plus difficiles à localiser car ils se fixent sur les racines de la plante et en aspirent le suc.

Vous constaterez leur présence à la « mauvaise mine » de votre plante !

Il vous faut employer dans ce cas le même traitement que pour les pucerons lanigères.

• Les araignées rouges

Ce sont de minuscules petites araignées rouges, visibles à la « loupe » !

Ce que vous repérerez en premier, ce sera leurs toiles qu'elles tissent à la surface et sous les feuilles.

De fines toiles blanches, qui ressemblent à s'y méprendre à des toiles de pucerons lanigères !

Mais en observant de près, vous verrez courir à la surface des feuilles de petits insectes rouges.

Pour en venir à bout, il vous faut employer là encore un insecticide spécifique pour les araignées rouges.

• Les escargots

Vous ne trouverez des escargots sur votre plante que si elle pousse en pleine terre ou encore si vous la placez au jardin durant la période d'été.

Ce sont généralement de petits escargots mais qui font souvent pas mal de ravages car ils dévorent les feuilles y faisant des trous.

Dans le commerce vous trouverez des insecticides Bio anti-escargots mais personnellement, je préfère toujours une façon plus naturelle de les éloigner.

■ Astuces naturelles et écologiques pour éloigner les escargots, les pucerons ou autres insectes de vos aloe vera et de vos plantes en général !

Placez sur la surface de la terre à la base de vos plantes, soit :

– Une ou des rondelles de citron.
– Un oignon découpé en tranches.
– Une ou des gousses d'ail fraîches épluchées et coupées en deux.
– Disposez autour des pieds de la plante quelques cheveux. Ce procédé est radical pour éloigner les escargots et les limaces des plantes du jardin. Ils se prennent dans les cheveux et ne peuvent accéder à la plante.

Vaporisez sur les feuilles :

– De l'eau vinaigrée.
– Une infusion de fleurs (fraîches si possible) de lavande allongée d'eau.

■ Mes conseils

Utile à savoir !

N'hésitez pas à placer votre aloe vera à proximité de vos appareils électriques et électroniques, tels que vos ordinateurs ou vos postes de télévision.

L'aloe vera possède la propriété de réguler les champs électromagnétiques.

À essayer !

Si vous voulez utiliser votre plante pour soigner vos petits « bobos », opérez de la manière suivante :

À l'aide d'un couteau, coupez une feuille relativement âgée, prenez une feuille moins belle que les autres, un peu abîmée ou flétrie **mais pas pourrie ou malade**.

Puis pressez et vous allez voir sortir une sorte de gel presque transparent, un peu verdâtre.

Appliquez ce gel sur vos coupures, égratignures, boutons, brûlures, piqûres d'insectes, gerçures, acné, eczéma, etc.

Vous pouvez conserver ensuite la feuille encore environ deux semaines en la protégeant dans un papier d'aluminium ou dans une boîte bien hermétique et en la plaçant au frais dans votre réfrigérateur.

À savoir !

Observez bien l'endroit où vous avez effectué la coupure de la feuille, et vous constaterez avec quelle rapidité la « plaie » ou la coupure faite à la feuille se « répare ».

Preuve évidente de son grand pouvoir cicatrisant !

Comment le multiplier ?

Rien de plus facile !

Normalement dans son milieu naturel, sa reproduction s'opère à partir de graines.

Mais il est très facile de reproduire un aloès en prélevant simplement un rejeton ou un stolon (en langage botaniste) qui pousse à la base du pied principal.

Vous repiquerez cette petite pousse en pot dans une terre sablonneuse humidifiée et vous laisserez faire le temps.

Les animaux

Soignez vos animaux avec l'aloe vera

Pourquoi ne pas faire profiter vos fidèles compagnons des bienfaits de l'aloès pour soulager certains de leurs maux.

Comme par exemple :

Les eczémas, les allergies, les problèmes de peau ou éventuelles blessures ou encore leurs problèmes de rhumatismes ou d'arthrite.

Vous pouvez vous renseigner auprès de votre vétérinaire ou bien auprès de votre pharmacien, il existe un certain nombre de produits tels que des lotions ou des shampooings à l'aloe vera contre les allergies, ou les eczémas.

Vous pouvez vous adresser directement aux revendeurs d'aloe vera, certains possèdent même une gamme pour les animaux.

Il se trouve à votre disposition toute une gamme de produits à base d'aloe vera très intéressants pour leur efficacité et surtout tout à fait naturels et par conséquent bien mieux supportés par nos fidèles compagnons.

Mais vous pouvez également tout simplement comme vous le feriez pour vous-même, appliquer un peu de gel* d'aloe vera ou de pulpe sur ses petites égratignures ou blessures légères. Celles-ci seront non seulement désinfectées mais de plus cicatriseront très vite.

Veillez à ce que votre animal ne lèche pas l'aloe vera car cela ne servirait à rien.

Demandez également l'avis et les conseils de votre vétérinaire.

* À condition que le gel que vous emploierez ne contienne pas d'aloïne car votre animal peut y être allergique. Préférez plutôt de la pulpe fraîche ou un gel ne provenant pas de feuilles entières.

Les recettes

« Quelques recettes maison »

J'ai réalisé toutes les recettes qui vont suivre sur la base moyenne de quatre personnes mais bien entendu vous pouvez les réaliser pour une personne, deux ou alors plus de quatre ; il vous suffit pour cela soit de diminuer les doses en les divisant de moitié ou du tiers, soit de les augmenter d'autant.

Je vous propose ici, d'allier plaisir et santé en dégustant des plats qui je l'espère flatteront vos papilles gustatives tout en contribuant à renforcer votre capital santé.

Et n'oubliez pas que l'aloe vera ne doit jamais être chauffé même très légèrement !

Donc, n'hésitez pas, lors d'une invitation, à faire découvrir à vos invités ces plats, uniques de par leur composition et leur goût.

Non seulement vous leur permettrez peut-être de découvrir cette étonnante plante qu'est l'aloe vera mais en plus, vous leur ferez un cadeau-santé !

Je vous souhaite une bonne découverte gustative !

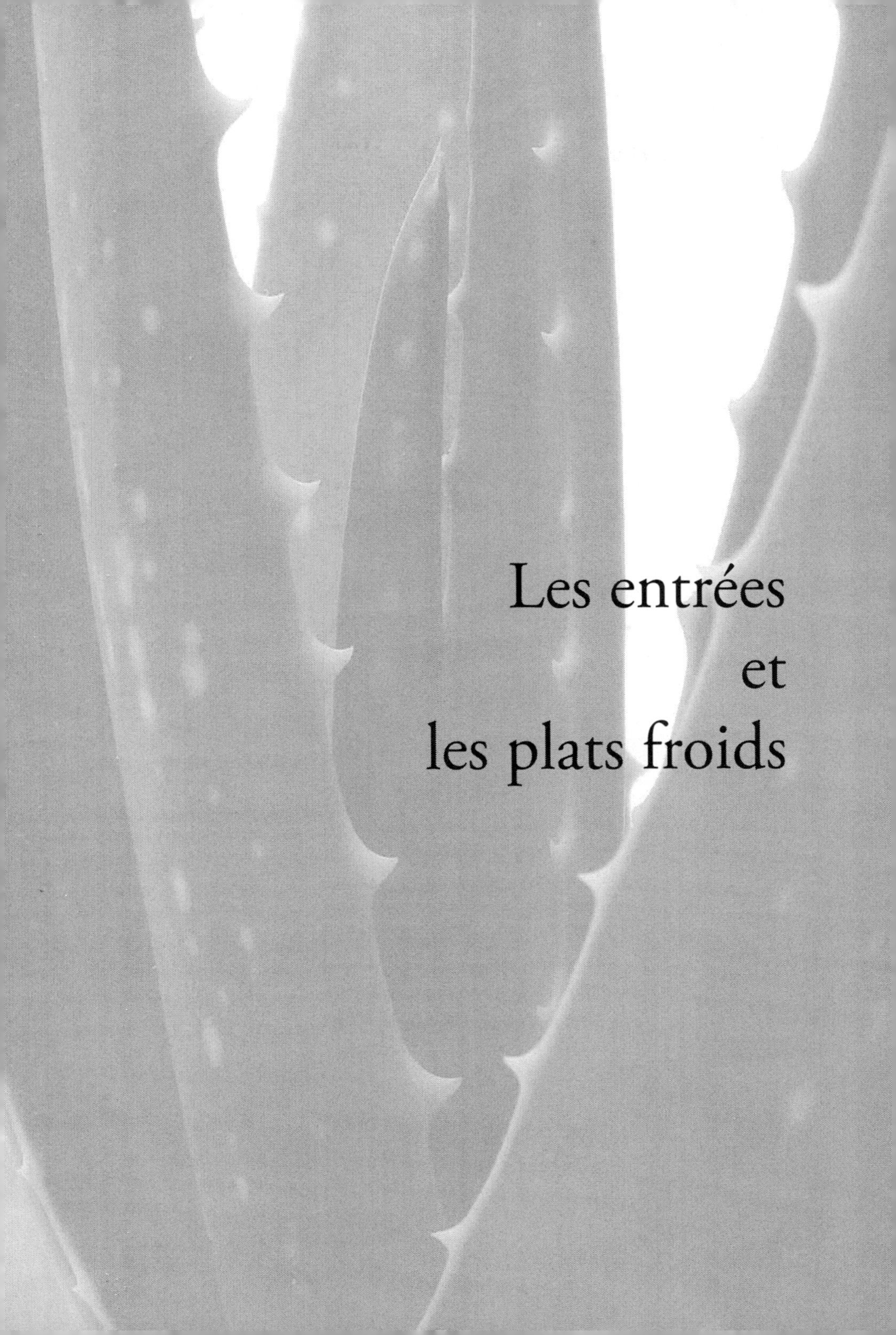

Les entrées et les plats froids

Salade d'endives aux fruits secs et à la cannelle arrosée d'une sauce à l'aloe vera

Pour 4 personnes

Il vous faut :

– 4 belles endives.
– 1 petit sachet de fruits secs et confits que l'on sert généralement pour les apéritifs.
– 1 pincée de cannelle en poudre.
– 1 cuillère à soupe de pulpe d'aloe vera.
– 5 cuillères à soupe d'huile de colza.
– 1 cuillère à café de moutarde.
– 1 cuillère à café de vinaigre de cidre.
– 1 pincée de sel.
– 1 pincée de poivre gris.

Procédez de la manière suivante :

Lavez et coupez les endives en rondelles, mettez-les dans un saladier et ajoutez les fruits secs par-dessus. Mélangez ensemble.

Dans un bol à part, confectionnez la sauce. Mettez les cuillères à soupe d'huile, ajoutez le vinaigre, la moutarde, le sel, le poivre et tournez ensemble à l'aide d'une cuillère jusqu'à obtenir une sauce homogène. Ajoutez la cannelle et l'aloe vera. Mélangez bien le tout.

Servez la sauce à part avec la salade.

■ Mon avis

Ce plat est simple à réaliser mais très agréable à déguster. C'est un mélange de sucré-salé avec la fraîcheur des endives.

■ Suggestion

Vous pouvez remplacer selon votre goût, les endives par une salade de saison.

SALADE DE PÂTES AUX PETITS LÉGUMES ÉPICÉS ET À L'ALOE VERA

Pour 4 personnes

Il vous faut :

– 500 g de pâtes « tortellini » en trois couleurs.
– Une petite boîte de macédoine de légumes.
– 1 pincée de gingembre en poudre.
– 1 pincée de curcuma.
– 1 pincée de curry.
– 5 cuillères à soupe d'huile de colza.
– 1 cuillère à café de vinaigre de cidre.
– 1 cuillère à café de moutarde.
– 1 cuillère à café de pulpe d'aloe vera.
– 2 pincées de sel.
– 1 tour de poivre du moulin.

Procédez de la manière suivante :

Portez à ébullition une casserole d'eau suffisamment grande pour contenir les pâtes avec une pincée de sel.

Sortez les légumes de la boîte et passez-les sous l'eau fraîche.

Lorsque l'eau bout, versez-y les pâtes. Faites les cuire « al dente ».

Lorsque les pâtes sont cuites, mettez-les dans un grand récipient et laissez-les refroidir.

Pendant ce temps, dans un bol, mettez l'huile, le vinaigre, la moutarde, l'autre pincée de sel, le poivre, le gingembre, le curry, le curcuma, l'aloe vera et mélangez bien le tout en une sauce homogène.

Une fois les pâtes refroidies, ajoutez-y les légumes et mélangez.

Versez ensuite la sauce sur l'ensemble et tournez pour bien répartir la sauce.

Servez aussitôt.

■ Mon avis

Les épices employées ne piquent pas mais par contre elles renferment des tas de propriétés intéressantes pour la santé.

Ce plat peut être servi avec un poulet froid, un poisson froid en salade ou encore des tranches de saumon fumé.

Quinoa au sésame accompagné de tomates, ail, échalotes et aloe vera

Pour 4 personnes

Il vous faut :

– 500 g de quinoa au sésame.
– 2 échalotes roses (« cuisses de poulet »).
– 3 tomates moyennes.
– 2 gousses d'ail.
– 1 cuillère à soupe de pulpe d'aloe vera.
– 2 cuillères à soupe d'huile de sésame.
– 3 cuillères à soupe d'huile de colza.
– 1 cuillère à café de moutarde.
– 1 cuillère à café de vinaigre de cidre.
– 2 pincées de sel.
– 1 pincée de poivre.

Procédez de la manière suivante :

Portez à ébullition une casserole d'eau avec une pincée de sel, suffisamment grande pour contenir le quinoa.

Lavez, épinez et coupez les tomates en quatre morceaux. Épluchez l'ail et les échalotes.

Rincez le quinoa sous l'eau.

Une fois que l'eau bout, versez le quinoa dans la casserole, ajoutez l'ail, les tomates et les échalotes et laissez-les cuire ensemble ; lorsque le quinoa est cuit vous verrez les graines éclater et laisser apparaître une petite queue blanche, cela signifie qu'il est prêt.

Pendant ce temps, dans un bol, mettez les huiles, le vinaigre, la moutarde, le sel, le poivre, l'aloe vera et mélangez bien le tout en une sauce homogène.

Une fois le quinoa, les tomates et les échalotes cuits, égouttez-les, placez-les dans un plat creux et laissez-les refroidir.

Dès qu'ils sont refroidis, servez avec la sauce à part.

■ Mon avis

Ce plat est délicieux avec le mélange tomates-ail-échalotes et parfumé avec le sésame. Il représente un plat complet et énergétique.

BLÉ CUIT ET RISSOLÉ À LA TOMATE, AUX OIGNONS ET À L'AIL ACCOMPAGNÉ D'UNE SAUCE BASILIC ET ALOE VERA

Pour 4 personnes

Il vous faut :

– 500 g de blé.
– 3 tomates.
– 2 oignons.
– 2 gousses d'ail.
– 1 pincée de basilic.
– 1 cuillère à soupe de pulpe d'aloe vera.
– 5 cuillères à soupe d'huile d'olive.
– Du sel.
– Du poivre.
– 1 cuillère à café de curry.

Procédez de la manière suivante :

Lavez, épinez et coupez les tomates en quatre morceaux. Épluchez les gousses d'ail et coupez-les en rondelles. Épluchez les oignons et coupez-les en rondelles.

Lavez le blé sous l'eau et mettez-le dans la casserole avec l'huile d'olive. Imprégnez et mélangez bien le blé avec l'huile puis ajoutez de l'eau, à peu près 3 cm au-dessus du blé, ajoutez les tomates, l'ail, les oignons, le basilic, le sel, le poivre et le curry.

Faites cuire ensemble à feu moyen, jusqu'à ce que le blé ait absorbé toute l'eau.

Veillez cependant à remettre un peu d'eau si le blé n'étant pas complètement cuit, il n'y avait plus d'eau.

Une fois l'ensemble cuit, versez-le dans un grand plat creux et laissez refroidir.

Dès que le plat est froid, ajoutez la cuillère d'aloe vera et mélangez bien.

Ce plat est maintenant prêt à être servi.

■ Mon avis

J'aime beaucoup ce plat qui peut aussi bien se consommer chaud, tiède ou froid.

Il est également très complet et facile à réaliser.

Salade de feuilles d'épinard à l'orange confite et au fromage de chèvre accompagnée d'une vinaigrette à l'aloe vera

Pour 4 personnes

Il vous faut :

– Un sachet de feuilles d'épinard.
– Une bûche de chèvre.
– Un peu d'orange confite.
– 1 cuillère à soupe de pulpe d'aloe vera.
– 5 cuillères à soupe d'huile d'olive.
– 1 cuillère à café de moutarde.
– 1 cuillère à café de vinaigre de cidre.
– Du sel.
– Du poivre.

Procédez de la manière suivante :

Sortez les pousses d'épinard du sachet, passez-les tout de même sous l'eau et égouttez-les.

Placez-les dans un saladier, ajoutez par-dessus des petits morceaux de fromage de chèvre et des petits cubes d'orange confite.

Ensuite, dans un bol, mettez l'huile, le vinaigre, la moutarde, le sel, le poivre, l'aloe vera et mélangez bien le tout en une sauce homogène.

Servez la sauce à part avec les feuilles d'épinard.

■ Mon avis

Cette salade est délicieuse, toujours un mélange sucré-salé, et les épinards changent un peu de l'habituelle salade verte.

CHIFFONNADE DE COLIN, À L'ANETH ET À L'ALOE VERA

Pour 4 personnes

Il vous faut :

- 4 filets de colin frais ou congelés.
- 1 pincée d'aneth séché.
- 1 cuillère à soupe de pulpe d'aloe vera.
- 5 cuillères à soupe d'huile d'olive.
- 1 cuillère à café de moutarde.
- 1 cuillère à café de vinaigre de cidre.
- Du sel.
- Du poivre.

Procédez de la manière suivante :

Plongez les filets dans une casserole d'eau salée et mettez à cuire à feu moyen environ une vingtaine de minutes, plus ou moins si nécessaire. Vous jugerez vous-même si les filets sont bien cuits.

Pendant ce temps, dans un bol, mettez l'huile, le vinaigre, la moutarde, le sel, le poivre, l'aloe vera, l'aneth et mélangez bien le tout en une sauce homogène.

Une fois les filets cuits, égouttez-les et laissez-les légèrement refroidir. Puis servez avec la sauce en accompagnement.

Mon avis

Simple et rapide, ce plat est plus riche en vitamines qu'en calories !

Suggestion

Vous pouvez accompagner ce plat d'un riz sauvage cuit à la façon « pilaf »*.

*Voir le glossaire en fin d'ouvrage.

POMMES DE TERRE AUX ÉCHALOTES ROSES ET AUX ANCHOIS ACCOMPAGNÉES D'UNE VINAIGRETTE AU CERFEUIL ET À L'ALOE VERA

Pour 4 personnes

Il vous faut :

– 8 pommes de terre moyennes.
– 4 échalotes roses.
– Un paquet d'anchois cuits.
– 1 cuillère à café de cerfeuil.
– 2 cuillères à soupe d'aloe vera.
– 6 cuillères à soupe d'huile d'olive.
– 1 cuillère à soupe de moutarde.
– 1 cuillère à soupe de vinaigre de cidre.
– Du sel.
– Du poivre.

Procédez de la manière suivante :

Faites cuire les pommes de terre à la Cocotte-Minute.

Épluchez les échalotes. Sortez les anchois du paquet.

Ensuite, dans un bol, mettez l'huile, le vinaigre, la moutarde, le sel, le poivre, l'aloe vera, le cerfeuil et mélangez bien le tout en une sauce homogène.

Dès que les pommes de terre sont cuites, mais encore légèrement fermes (prenez des pommes de terre roses ou qui se tiennent à la cuisson), sortez-les et pelez-les (sans vous brûler). Coupez-les en morceaux et placez-les dans un saladier, ajoutez les échalotes crues, les anchois coupés en deux s'ils sont trop grands et versez la sauce par-dessus. L'ensemble doit être bien imprégné de sauce pour que ce ne soit pas trop sec.

■ Mon avis

Très bon et se suffit à lui-même. Ce plat se consomme toute l'année, en famille ou entre amis.

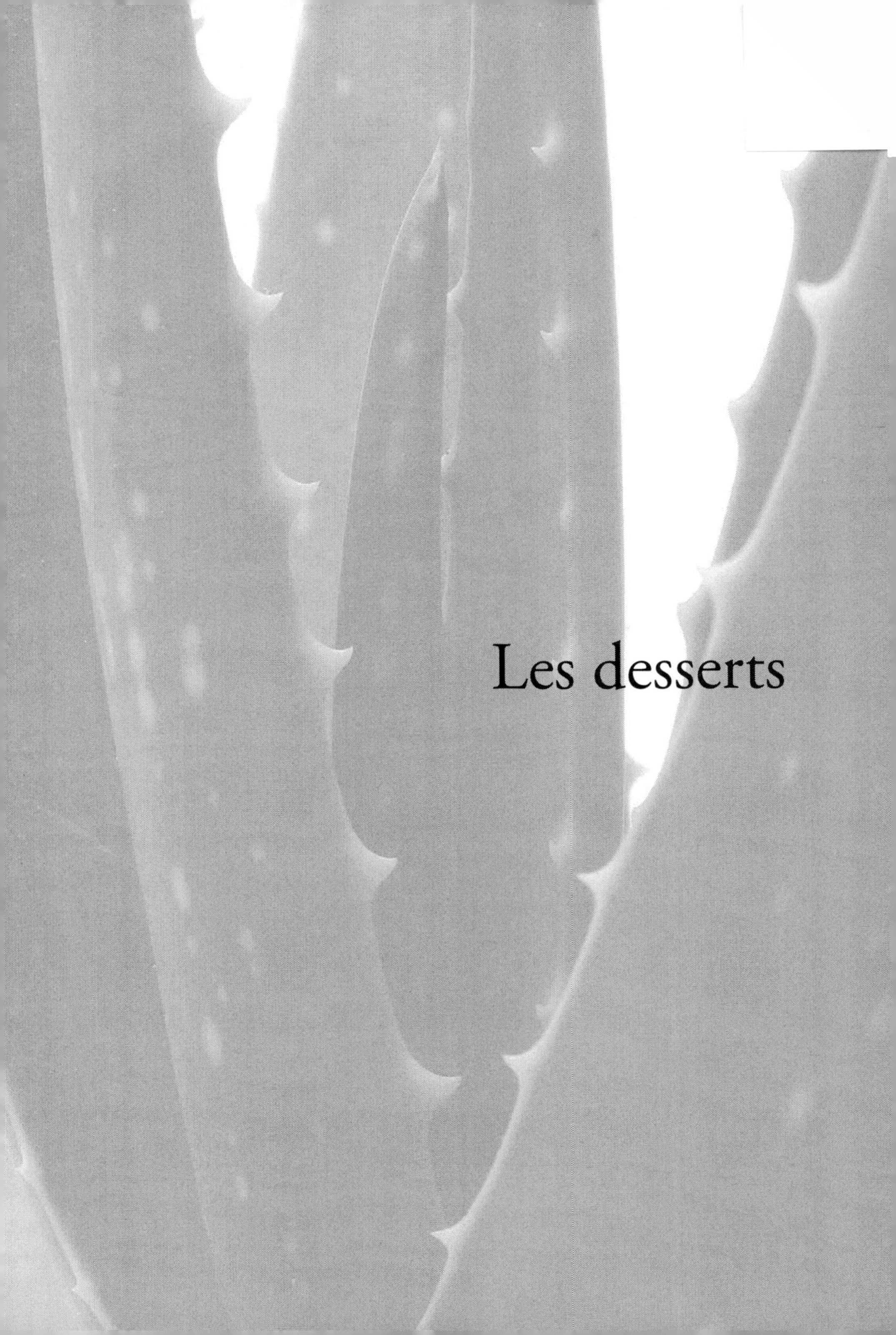

Les desserts

Délice de pommes-cannelle à l'aloe vera et à la vanille

Pour 4 personnes

Il vous faut :

– 4 pommes de type Golden ou Royal Gala.
– 1 cuillère à café de cannelle en poudre.
– 1 sachet de sucre vanillé (Bio si possible).
– 1 cuillère à soupe de raisins secs noirs ou blonds.
– 1 cuillère à soupe de pulpe fraîche d'aloe vera.
– 1 demi-verre d'eau.
– 2 cuillères à soupe de sucre semoule roux.
– 2 gouttes d'extrait de vanille.

Procédez de la manière suivante :

Lavez les raisins secs afin d'en ôter les éventuelles poussières.

Épluchez, épinez et coupez les pommes en quartiers.

Versez l'eau dans une casserole, et placez-y les pommes et les raisins, ajoutez le sucre vanillé, le sucre roux, l'extrait de vanille et la cannelle.

Faites cuire le tout à feu doux et à mi-couvert, pendant une vingtaine de minutes, jusqu'à ce que les pommes soient cuites mais pas réduites en bouillie.

Faites attention durant la cuisson à ce que les pommes n'attachent pas, si c'est le cas c'est qu'il n'y a plus d'eau ; dans ce cas rajoutez un peu d'eau pour continuer la cuisson.

De toute façon à la fin de la cuisson, il doit rester un fond de jus.

Une fois la cuisson terminée, éteignez le feu et disposez la compote dans un plat creux ou mieux un compotier prévu à cet effet.

Laissez refroidir, puis versez la cuillère à soupe d'aloe vera et mélangez bien ensemble mais sans écraser les morceaux de pomme.

Pour servir décorez avec un brin de vanille que vous aurez préablement fendu à l'aide de la pointe d'un couteau.

Mon avis

Cette compote est délicieusement parfumée et est excellente non seulement pour la santé de vos intestins mais également de tout votre organisme.

Vous pouvez réaliser ce dessert aussi souvent que vous en avez envie, les pommes cuites sont très bonnes pour tout le système digestif, d'autant plus qu'elles sont associées à l'aloe vera.

Un délicieux dessert pour vos enfants et pour toute la famille.

■ Suggestion

À déguster éventuellement avec de la glace à la vanille ou à la cannelle accompagnée de petits sablés.

FROMAGE BLANC VANILLÉ AU SIROP D'ÉRABLE ET À L'ALOE VERA

Pour 4 personnes

Il vous faut :

- 500 g de fromage blanc velouté.
- Du sirop d'érable.
- 5 gouttes d'extrait de vanille.
- 2 cuillères à soupe de pulpe d'aloe vera.

Procédez de la manière suivante :

Placez le fromage blanc dans un grand saladier, ajoutez la vanille, l'aloe vera et mélangez.

Puis versez le sirop d'érable sur le fromage blanc de manière à dessiner une spirale en guise de décoration.

Vous pouvez ensuite rajouter du sirop d'érable autant que vous le désirez.

■ Mon avis

Tout simple mais tellement délicieux !

■ Suggestion

Vous pouvez ajouter des amandes ou des pépites de chocolat.

Vous pouvez remplacer le fromage blanc par des yaourts nature ou vanillés.

À savoir !

Le sirop d'érable possède également des propriétés reconnues très intéressantes pour la santé.

MOUSSE AU CHOCOLAT NOIR ET ORANGE CONFITE, AMANDES ET ALOE VERA

Pour 4 personnes

Il vous faut :

– 200 g de chocolat noir en tablette.
– 4 cuillères à soupe de café très fort.
– 100 g de beurre.
– 4 cuillères à soupe de sucre glace.
– 4 œufs très frais.
– 2 cuillères à soupe de pulpe d'aloe vera.

Procédez de la manière suivante :

Cassez le chocolat en petits morceaux et faites-le fondre dans une casserole à feu doux.

Ajoutez le café et continuez à faire fondre à feu très doux.

Pendant ce temps, cassez les œufs et séparez les blancs des jaunes.

Incorporez le beurre, les jaunes d'œufs et le sucre. Remuez sans cesse jusqu'à ce que vous obteniez un mélange homogène mais attention à ne pas le faire bouillir, puis mettez à part.

Dans un saladier, montez les blancs en neige ferme.

Reprenez le mélange chocolat et incorporez-le et mélangez-le délicatement aux blancs en neige jusqu'à ce que vous obteniez une mousse.

Versez ensuite les deux cuillères de pulpe d'aloe vera et répartissez-la toujours délicatement dans la mousse.

Vous pouvez disposer la mousse ainsi obtenue, soit dans des ramequins individuels, soit dans une grande coupe à dessert.

Puis placez le tout au réfrigérateur au minimum 2 heures avant de servir.

■ Mon avis

Ce traditionnel dessert fera à coup sûr l'unanimité de vos invités.

Vous pouvez si vous le désirez parsemer des amandes émondées sur le dessus avant de servir ou encore de tout petits morceaux d'orange confite.

DÉLICE DE YAOURT VANILLÉ AU MIEL, ABRICOTS, DATTES ET FIGUES, AROMATISÉ À L'ALOE VERA

Pour 4 personnes

Il vous faut :

– 4 yaourts vanillés.
– 4 dattes.
– 4 abricots secs.
– 4 figues sèches.
– 4 cuillères à soupe de miel d'acacia.
– 2 cuillères à soupe d'aloe vera.
– 5 gouttes d'extrait de vanille.

Procédez de la manière suivante :

Prenez un saladier dans lequel vous versez les quatre yaourts avec l'aloe vera, la vanille et le miel d'acacia. Mélangez bien le tout et garnissez ensuite quatre coupelles à dessert.

Vous décorerez le dessus des desserts avec chacun une figue, un abricot et une datte que vous aurez au préalable découpés en petits morceaux.

■ Mon avis

Ce délicieux dessert peut être également servi au petit déjeuner car il est très énergétique.

■ Une suggestion

Vous pouvez éventuellement si vous le désirez, parsemer de quelques amandes émondées.

FEUILLETÉ « MICHAEL » NAPPÉ D'UNE SAUCE AU CHOCOLAT NOIR À L'ALOE VERA

Pour 4 personnes

Il vous faut :

– 2 ou 3 paquets de petits beurres « bruns ».
– 60 g de beurre (1/4 d'un paquet de beurre).
– Sucre roux.
– 2 jaunes d'œufs.
– 1/2 litre de lait de soja à la vanille.
– 1/2 tasse de café assez fort ou un sachet de thé « Earl Grey ».
– 2 cuillères à soupe d'aloe vera.
– 1 tablette de chocolat noir pâtissier.
– Un peu d'eau.
– Un plat en longueur.

Procédez de la manière suivante :

Mettez le lait dans un récipient, ajoutez le café ou mettez à infuser un sachet de thé durant 3 à 4 minutes pas plus, puis retirez-le.

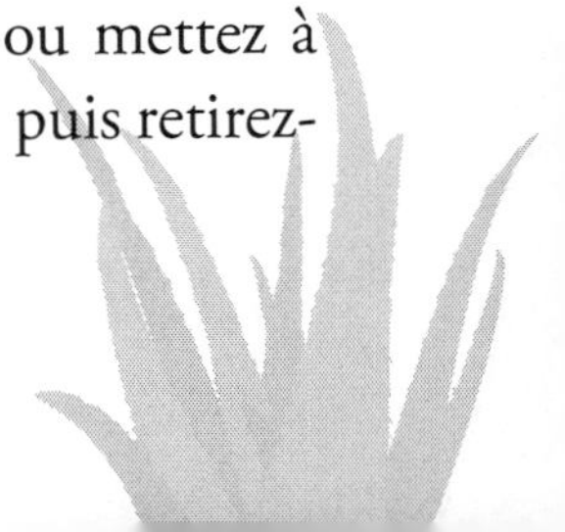

Dans une casserole, mettez à fondre le beurre à feu doux, ajoutez les jaunes d'œufs un à un et tournez rapidement pour bien les mélanger avant qu'ils ne cuisent. Ajoutez ensuite le sucre et mélangez bien. Vous devez obtenir une crème au beurre d'une bonne consistance. Réservez.

Prenez le plat en longueur, trempez un par un les biscuits dans le lait au café ou au thé et disposez-les de façon à former un moka de deux biscuits de large sur quatre de long.

Répartissez ensuite à l'aide d'une cuillère un peu de crème sur toute la surface des biscuits. Puis trempez à nouveau huit biscuits dans le lait et positionnez-les sur les autres.

Recouvrez d'une nouvelle couche de crème et recommencez ainsi de suite en montant le moka à une hauteur d'environ une dizaine de biscuits ou plus selon votre goût.

Vous pouvez donner à votre moka la forme et le volume que vous souhaitez.

Préparez maintenant la sauce au chocolat :

Dans une casserole, mettez un fond d'eau et cassez en petits morceaux la tablette de chocolat. Faites fondre à feu doux en tournant à l'aide d'une cuillère en bois. Vous devez obtenir une sauce au chocolat qui ne soit pas trop liquide.

Laissez-la refroidir quelques instants et ajoutez la pulpe d'aloe vera, mélangez ensemble.

Recouvrez ensuite d'une bonne épaisseur tout le moka avec cette sauce au chocolat.

Une fois terminé, placez votre moka au réfrigérateur quelques heures afin qu'il se tienne mieux et que le chocolat durcisse un peu.

Lorsque vous le sortirez du réfrigérateur, vous verrez qu'il sera plus compact, vous pourrez ainsi en découper parfaitement des tranches.

■ Mon avis

Ce moka présente tous les avantages, il est rapide à réaliser, d'un coût réduit et il est tout simplement sublime à déguster.

■ Une suggestion

S'il vous reste de la crème au beurre, versez-la dans le plat autour du moka. Vous pourrez la déguster en accompagnement des tranches de moka.

Vous pouvez si vous le désirez, après le nappage et avant que le chocolat ne soit durci, parsemer sur le feuilleté des amandes émondées ou de l'orange confite découpée en tout petits dés (dans le commerce, vous en trouvez déjà découpée de la sorte, notamment dans les magasins Bio).

Vous pouvez aussi le décorer avec des petits granulés multicolores.

ALOE VERA EN SALADE DE FRUITS

Pour 4 personnes

Il vous faut :

– 4 pommes.
– 4 bananes.
– 4 mandarines.
– 4 rondelles d'ananas.
– 4 dattes dénoyautées.
– 2 cuillères à soupe de raisins secs.
– 2 cuillères à soupe d'aloe vera.
– 1 demi-litre de jus d'orange ou de fruits exotiques le plus naturel possible.

Procédez de la manière suivante :

Épluchez tous les fruits, coupez-les en morceaux pas trop gros, rincez bien les raisins secs et mettez le tout dans un grand saladier.

Ajoutez l'aloe vera et le jus de fruits.

Il ne reste plus qu'à déguster !

Mon avis

Vraiment très rapide à réaliser et plein de vitamines. Évitez cependant ce dessert le soir.

Il est trop tonique et vous empêcherait de trouver le sommeil !

FRUITS AU YAOURT PARFUMÉ À L'ALOE VERA

Pour 4 personnes

Il vous faut :

– 12 pruneaux dénoyautés.
– 12 abricots secs.
– 2 bananes.
– 1 quart de litre d'eau environ.
– 4 yaourts nature.
– 5 gouttes d'extrait de vanille.
– 2 cuillères à soupe de miel d'acacia ou d'un autre miel liquide.
– 1 cuillère à soupe de pulpe fraîche d'aloe vera.

Procédez de la manière suivante :

La veille, mettez à tremper les pruneaux et les abricots secs dans de l'eau tiède.

Le jour dit, égouttez les fruits et coupez-les en petits morceaux, mettez-les dans une casserole avec le quart de litre d'eau, ajoutez la vanille et faites cuire à feu doux durant une vingtaine de minutes.

En fin de cuisson, ajoutez le miel et mélangez.

Une fois la cuisson terminée, disposez les fruits dans un compotier et mélangez-les avec les yaourts.

Attendez que le tout refroidisse bien et ajoutez l'aloe vera, mélangez bien puis découpez des rondelles de banane que vous disposerez sur le dessus comme décoration.

À déguster froid.

■ Mon avis

Dessert énergétique qui peut être également consommé comme petit déjeuner.

Vous pouvez diviser les quantités et réaliser cette recette pour le petit déjeuner d'une personne.

Ne pas servir le soir en raison de ses propriétés toniques.
Ce dessert convient très bien aux sportifs.

■ Suggestion

Vous pouvez utiliser un yaourt à la vanille et rajouter des amandes ou des noisettes.

Vous pouvez également ajouter une cuillère à café d'un alcool quelconque (eau-de-vie de mirabelle ou d'un autre fruit, kirsch, rhum, etc.) pour ajouter au parfum des fruits.

À condition bien évidemment que ce dessert ne soit destiné ni aux enfants ni aux sportifs.

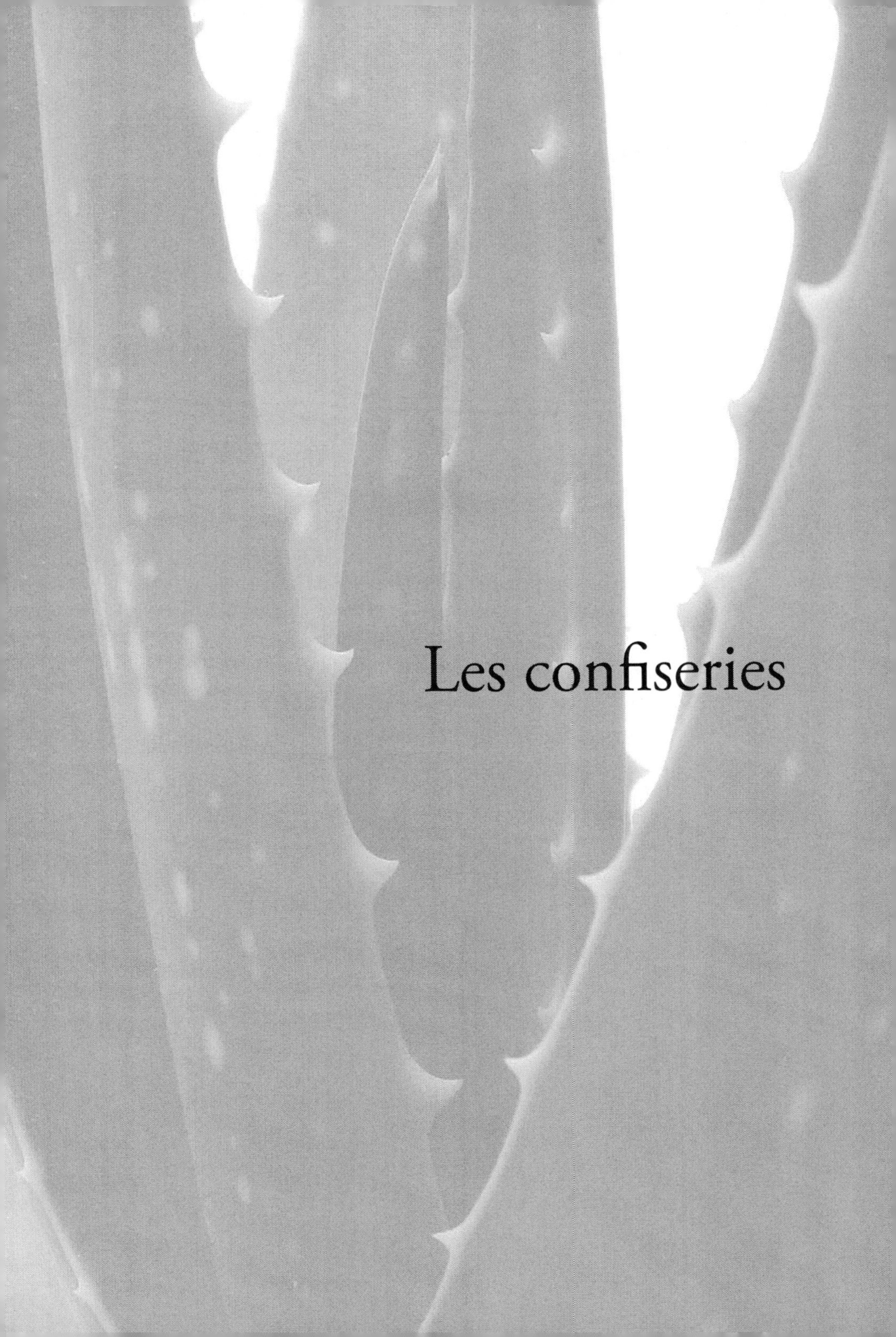

Les confiseries

Truffes au chocolat noir à l'aloe vera parfumées au cognac

Pour environ 20 truffes

Il vous faut :

– 200 g de crème fraîche.
– 300 g de chocolat noir en tablette.
– 50 g de chocolat noir amer.
– 100 g de cacao en poudre.
– 1 cuillère à café de cognac.
– 2 cuillères à soupe de pulpe d'aloe vera.

Procédez de la manière suivante :

Mettez la crème dans une casserole à feu moyen en tournant et portez à ébullition.

Dès les premiers bouillons coupez le feu et ajoutez le chocolat noir concassé.

Ajoutez le cognac et mélangez bien ensemble pour faire fondre complètement le chocolat, au besoin chauffez à feu doux.

Une fois un mélange bien homogène obtenu, couvrez et placez au réfrigérateur environ un quart d'heure.

Pendant ce temps, d'une part, disposez le cacao en poudre sur une assiette et d'autre part, faites fondre à feu doux les 50 g de chocolat amer.

Puis sortez le mélange avant qu'il ne devienne trop dur, il doit être ferme mais pas dur.

Tournez avec une cuillère pour ramollir un peu l'ensemble et ajoutez l'aloe vera, tournez à nouveau et mélangez.

Prélevez ensuite à l'aide d'une petite cuillère, une portion du mélange et roulez-la dans vos mains afin d'obtenir une sorte de bille en chocolat et continuez ainsi jusqu'à ce que vous n'ayez plus de mélange.

Trempez chaque bille ainsi façonnée dans le chocolat amer fondu et aussitôt roulez-la dans la poudre de cacao ; puis disposez les billes joliment sur un plat de présentation ou encore dans une boîte cadeau afin de les offrir.

Ou si vous ne résistez pas, goûtez tout de suite…

■ Mon avis

C'est délicieux et difficile d'y résister !

Cela fait aussi un bien agréable cadeau à offrir aux amateurs de chocolat et aux autres…

■ Suggestion

Vous pouvez selon votre goût, remplacer le cognac par de la fleur d'oranger, du rhum, du pralin, de la noisette ou encore du miel.

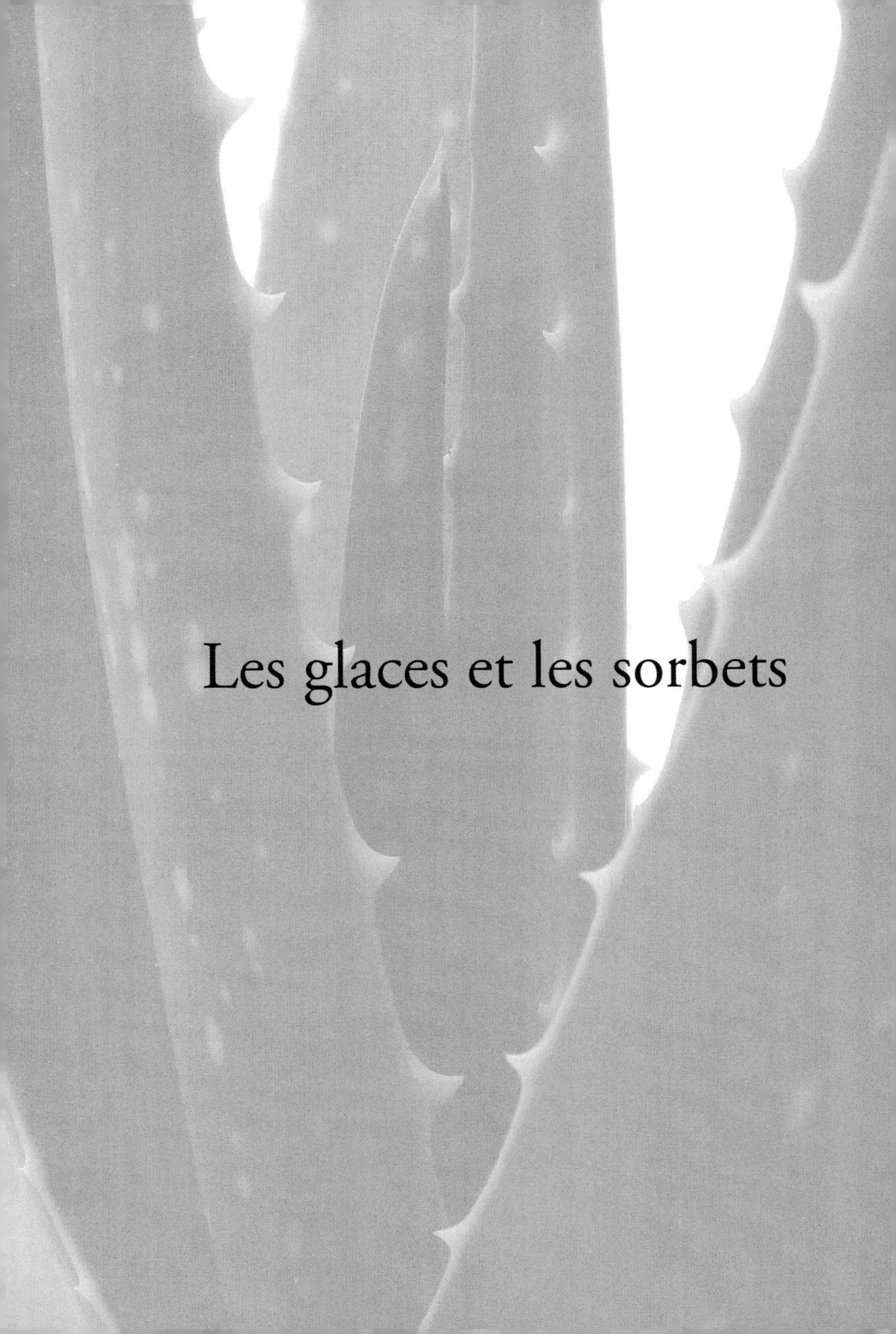

Les glaces et les sorbets

SORBET À L'ALOE VERA ET AU YAOURT VANILLÉ

Pour 4 personnes

Il vous faut :

– 500 g de yaourt à la vanille.
– 150 g d'eau.
– 150 g de sucre.
– 2 cuillères à soupe de pulpe d'aloe vera.

Procédez de la manière suivante :

Battez bien le yaourt en une crème homogène à laquelle vous ajoutez l'aloe vera.

Mélangez l'eau et le sucre ensemble, au besoin chauffez légèrement pour bien faire fondre le sucre et obtenir un sirop. Laissez refroidir le sirop au réfrigérateur au moins un quart d'heure.

Mélangez ensuite le sirop avec la crème de yaourt et versez le tout dans une sorbetière que vous placerez au congélateur ou à défaut dans le bac « freezer » si vous ne disposez pas d'un congélateur.

Laissez en place au moins deux bonnes heures.

Vous n'aurez plus ensuite qu'à le démouler sur un plat de service et à le déguster !

Mon avis

À servir avec des petits sablés. Ce sorbet est très onctueux, c'est une véritable gourmandise.

Suggestion

Vous pouvez varier à volonté les arômes et compositions du yaourt pour obtenir des sorbets différents. Vous pouvez utiliser des yaourts aux fruits ou rajouter de l'extrait naturel de vanille.

Glossaire

Définition de certains termes utilisés dans cet ouvrage

Allergène : se dit de ce qui est susceptible de provoquer des allergies.

Aloïne : c'est un des constituants principaux contenus dans l'écorce des feuilles de l'aloès. C'est un très puissant purgatif à utiliser avec précaution. Il est également abortif, irritant et peut provoquer certaines réactions allergiques.

Analgésique : se dit de ce qui atténue ou fait disparaître la sensibilité à la douleur.

Antalgique : se dit de ce qui calme la douleur.

Antibiotique : ce qui détruit les micro-organismes.

Antiseptique : se dit de ce qui détruit les microbes et empêche leur développement.

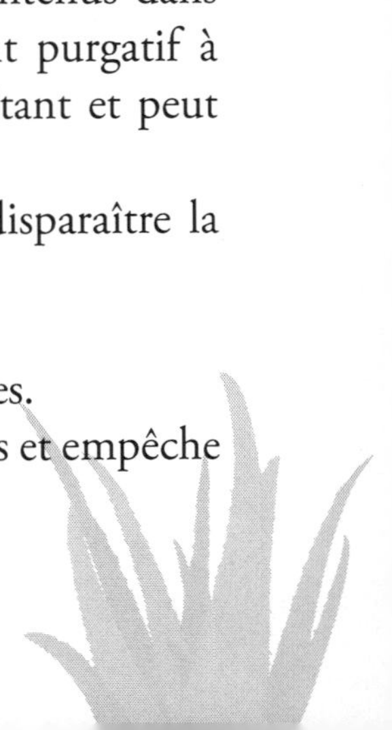

Astringent : se dit de ce qui resserre les tissus et facilite la cicatrisation.

Bactéricide : ce qui tue les bactéries.

Dépuratif : se dit de ce qui débarrasse le sang de ses impuretés et toxines, et aide l'organisme à éliminer ses poisons.

Fébrifuge : se dit de ce qui combat la fièvre ou la prévient.

Flatulence : abondance de gaz.

Laxatif : se dit d'un purgatif léger.

Miellat : sorte de miel très épais.

Pilaf : façon de cuisiner le riz ou les céréales, qui consiste à procéder de la manière suivante : après avoir lavé le riz ou les céréales, les mettre dans une casserole et les mélanger avec de l'huile d'olive de préférence. Puis ajouter 2 à 3 cm d'eau au-dessus du niveau du riz. Saler et assaisonner selon les goûts et laisser ainsi cuire à feu moyen et à découvert jusqu'à absorption complète de l'eau.

Cette cuisson permet de ne pas rajouter de matière grasse après la cuisson.

Prurit : ce sont des démangeaisons.

Index

Les différentes variétés d'aloès

La santé

La beauté et l'hygiène

Les recettes beauté de l'aloe vera

La cuisine

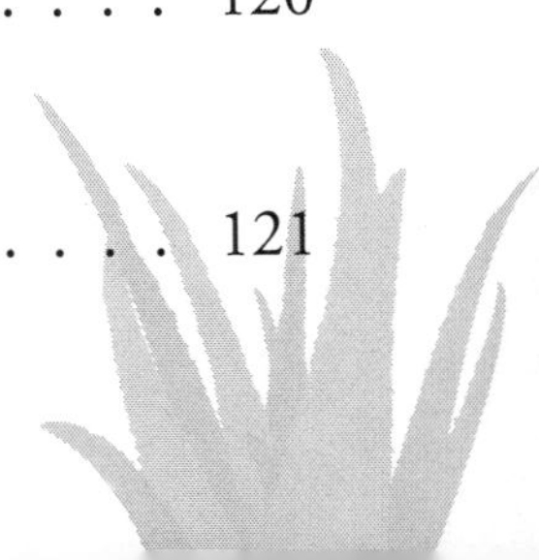

Les animaux

Les recettes

Les entrées et les plats froids

Les desserts

Les confiseries

Les glaces et les sorbets

Table des matières

Achevé d'imprimer en France par PRÉSENCE GRAPHIQUE
2, rue de la Pinsonnière - 37260 MONTS
N° d'imprimeur : 071345303

Dépôt légal : juillet 2013